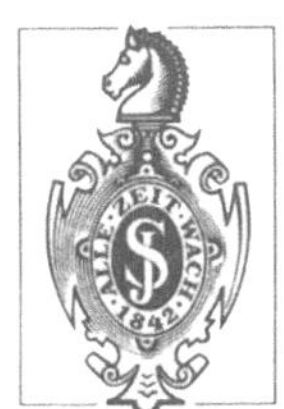

V. Jacobi und H. F. Fuchs

Radiologische Diagnostik des Ösophagus

Unter Mitarbeit von J. Kirchner und J. Berkefeld

Mit 84 Abbildungen in 108 Einzeldarstellungen
und 63 erläuternden Skizzen

Springer-Verlag

Berlin Heidelberg New York London Paris
Tokyo Hong Kong Barcelona Budapest

Priv.-Doz. Dott. med. Univ. Pisa Volkmar Jacobi
Prof. Dr. med. Hatto Franz Fuchs
Dr. Johannes Kirchner
Dr. Joachim Berkefeld
Zentrum für Radiologie der Universität
Theodor-Stern-Kai 7
60596 Frankfurt

ISBN-13: 978-3-540-57289-3   e-ISBN-13: 978-3-642-78554-2
DOI: 10.1007/978-3-642-78554-2

Die Deutsche Bibliothek – CIP-Einheitsaufnahme
Jacobi, Volkmar: Radiologische Diagnostik des Ösophagus / V. Jacobi
und H. F. Fuchs. Unter Mitarb. von J. Kirchner. – Berlin ; Heidelberg ;
New York ; London ; Paris ; Tokyo ; Hong Kong ; Barcelona ;
Budapest : Springer, 1994
NE: Fuchs, Hatto F.:

Layout und Herstellung: Dora Oelschläger, Heidelberg
Satz: Fotosatz-Service Köhler OHG, Würzburg
21/3130 – 5 4 3 2 1 0 – Gedruckt auf säurefreiem Papier

Vorwort

Bei der stürmischen Entwicklung der neuen radiologischen Methoden (digitale Techniken, Computertomographie, Kernspintomographie) ist vielfach in Vergessenheit geraten, daß die *konventionellen* Röntgenuntersuchungen des Magen-Darm-Trakts neben der Lungendiagnostik der zweite Grundpfeiler der radiologischen Technik sind. Spätestens bei Praxisvertretungen oder bei seiner Niederlassung wird der Radiologe hiermit konfrontiert.

Wir verstehen die von uns mit dem 1. Band „Der Ösophagus" begonnene Reihe über die Röntgendiagnostik des MDT als praxisnahe Hilfestellung, die zum einen den Charakter eines Nachschlagewerks in Hinblick auf differentialdiagnostische Erwägungen bewahren, zum anderen aber als eine Art Lehrbuch dienen soll.

In diesem Sinne sind wir zunächst auf die der Fragestellung angepaßten Techniken und die einzelnen Röntgenzeichen mit ihren Differentialdiagnosen eingegangen, um später die häufigsten Krankheitsbilder in geschlossener Form abzuhandeln; hierbei werden anatomische, pathophysiologische und klinische Befunde nur angedeutet, wogegen besonderer Wert auf die radiologische Beurteilung gelegt wird. Um auch dem Anfänger das Auffinden einzelner Röntgensymptome in den komplexen Abbildungen zu erleichtern, wurden zahlreiche Abbildungen durch Strichzeichnungen ergänzt.

Während viele Radiologen die den Ösophagus betreffenden diagnostischen Fragestellungen weitgehend an die Endoskopie abgetreten haben und sich allein mit der Beurteilung von Durchgängigkeit und Dichte begnügen, möchten wir im vorliegenden Band zeigen, daß es gute und sichere Röntgenzeichen gibt, um die meisten der zahlreichen Erkrankungen des Ösophagus differentialdiagnostisch abgrenzen zu können. Dies gewinnt um so mehr an Bedeutung, als die chirurgischen Behandlungsmethoden erweitert werden und neue Krankheitsbilder mit zunehmender Zahl immunsupprimierter Patienten beobachtet werden können.

VOLKMAR JACOBI

Inhaltsverzeichnis

Anatomische Vorbemerkungen

Im folgenden Abschnitt versuchen wir, einige uns für die tägliche radiologische Diagnostik wichtig erscheinende anatomische Besonderheiten des Ösophagus zu definieren, um das Verständnis der weiter unten folgenden Beschreibungen normaler und pathologischer Befunde zu erleichtern.

Der Ösophagus zieht vom unteren Rand des Ringknorpels (in Höhe HWK 6 – Kilian'scher Ösophagusmund) bis zum Mageneingang (in Höhe BWK 10–12; Ostium cardiacum). Beim Erwachsenen beträgt die Länge 23–25 cm, der Abstand von der oberen Zahnreihe bis zur Kardia ca. 40 cm. Hierbei wird die endoskopische Lokalisationsangabe immer ab Zahnreihe angegeben, so daß bei einem pathologischen Befund im Ösophagus, der z. B. 12 cm unter dem Ösophagusmund gelegen ist, noch ca. 15 cm addiert werden müssen, um eine Übereinstimmung mit der endoskopischen Lokalisationsangabe (in diesem Beispiel 27 cm ab Zahnreihe) zu erreichen.

Die Weite des Ösophagus schwankt in Abhängigkeit von Tonus und Füllung zwischen 7 und 22 mm. Der Ösophagus sollte sich nach einer peristaltischen Welle im erschlafften Zustand nicht aufgeweitet und nicht luftgefüllt darstellen, so daß sich seine 5 bis 10 längs verlaufenden Schleimhautfalten aneinanderlegen, was zu einem rosettenartigen Bild im Querschnitt (z. B. Computertomographie) führt.

Im Halsbereich ist der Ösophagus nach dorsal nur durch lockeres Verschiebegewebe von der Vorderfläche der Wirbelkörper getrennt. Er entfernt sich in Höhe des 1. bis 3. Brustwirbels von ihr und zieht in einem unabhängig von der kyphotischen Biegung der Brustwirbelsäule verlaufenden flachen Bogen nach kaudal. Eine Zunahme des prävertebralen Weichteilschattens wird als Hinweis für eine Raumforderung (Tumor, Abszeß) gewertet; die Normalwerte liegen in den oberen Abschnitten bei 7 mm, in den unteren bei 22 mm. Ventral ist der Ösophagus im Halsbereich über Fettgewebe mit der Hinterwand der Trachea verbunden. Die Trachea liegt bis in Höhe des 2. Brustwirbels vor dem Ösophagus.

Topographisch unterscheidet man:

Pars cervicalis: 5–8 cm; HWK 6–BWK 1–3,
Pars thoracica: 16–18 cm; BWK 3–10,
Pars abdominalis: 1–1,5 cm; BWK 10–12.

Anatomische Engen

An 3 Stellen wird die Ausdehnungsfähigkeit der Ösophaguswand gegenüber den übrigen Bereichen begrenzt. Die Stellen mit geringerer Ausdehnungsfähigkeit werden auch als Engen (Isthmi) des Ösophagus bezeichnet. Sie liegen an typischen Stellen.

Die 1. (obere) Enge befindet sich am Ösophagusmund. Sie ist die am wenigsten erweiterungsfähige Stelle (nur auf bis zu 14 mm Durchmesser). Die 2. (mittlere) Enge liegt oberhalb der Bifurkation der Trachea und wird durch die Impression des Anfangsteils der Aorta descendens (von links und dorsal her) bedingt. Unmittelbar kaudal der 2. Enge liegt eine nicht immer gut abgrenzbare Impression von ventral durch den linken Hauptbronchus. Die 3. (untere) Enge findet sich an der Durchtrittsstelle des Ösophagus durch das Zwerchfell (Hiatus oesophagei). Dieser ist ein unmittelbar vor der Aorta gelegener, ca. 1,5 cm langer, schlitzförmiger Kanal, der zu 90% von Muskelzügen des Crus mediale dexter gebildet wird. Die sich dem Hiatus kaudal anschließende Pars abdominalis des Ösophagus ist ventral vom Peritoneum überzogen. Ihre Länge beträgt in Abhängigkeit von der Atemphase, Körperlage, dem Muskeltonus und der Füllung des Magens 0,5–2,0 cm.

Die verschiedenen Darstellungsmöglichkeiten bei Operationen und Autopsien, Ösophaguskopien und manometrischen Druckmessungen sowie statischen und dynamischen Röntgenuntersuchungen haben zu einer verwirrenden Terminologie des terminalen (distalen) Ösophagus geführt.

Wir sprechen von:

– *tubulärem Ösophagus* (überwiegend Pars thoracica),
– *tubulovestibulärem Übergang* (dem A- oder auch Wolf-Ring entsprechend),
– *Vestibulum* (früher auch als epiphrenische Ampulle bezeichnet),
– *gastroösophagealem Übergang* (Kardia, bei Hiatushernie sichtbar als B- oder Schatzki-Ring).

Radiologisch findet sich beim Erwachsenen am Übergang vom tubulären Ösophagus zum sackförmigen Abschnitt des Ösophagus (Vestibulum) eine regelhafte Einengung: der tubulovestibuläre Übergang oder A-Ring. Die Länge des sich beim Schlucken fester Speisen und tiefer Inspiration birnenförmig erweiternden Vestibulums beträgt 3–4 cm. Die Membrana phreno-oesophagea inseriert flächenhaft am Vestibulum, das so eine „lockere Fixierung" erfährt. Im Vestibulum herrscht ein erhöhter Druck gegenüber dem negativen Druck im Ösophagus (untere Hochdruckzone oder unterer Ösophagussphinkter).

Der Hochdruck weist atemabhängige Schwankungen auf. Unterhalb des Hiatus in der Pars abdominalis oesophagei („versenktes Segment") steigt der Druck während der Inspiration an, während er oberhalb davon etwas abnimmt. Dies ist radiologisch beim Schlucken größerer Kontrastmittelmengen und tiefer Inspiration sehr gut zu beobachten und wird auch zur Darstellung eventueller Hiatushernien benutzt.

Für die nachweisbare Hochdruckzone besteht kein gesichertes morphologisches Substrat. Von Bedeutung für den „vestibulären Verschlußmechanismus" scheint die Membrana phreno-oesophagea und eine etwas verstärkte zirkuläre Muskelschicht zu sein. Schließlich folgt der eigentliche Übergang vom Ösophagus zum Magen, der bei einer Hiatushernie als B-Ring oder auch Schatzki-Ring zur Darstellung kommt.

Der gastroösophageale Übergang wird durch den Winkel zwischen abdominalen Ösophagus und Fundus ventriculi hervorgehoben. Dieser Winkel wird durch die Kontraktion der inneren schrägen, den Magen vom Fundus her umgreifenden Muskelschicht (Fibrae obliquae) vertieft oder abgeflacht. Er wird als gastro-ösophagealer Winkel bezeichnet und zuerst 1903 von W. H. Hiss jr. beschrieben (Hiss-Winkel). Er sollte, um einen Reflux zu verhindern, weniger als 90° betragen (in der Regel 75°). Bei bestehenden Hiatushernien wird er abgeflacht oder verstreicht ganz. Dann ist der gastroösophageale Übergang durch eine transversal verlaufende Schleimhautfalte (radiologisch als B-Ring) nachweisbar, die die kraniale Begrenzung der Fibrae obliquae markiert.

Histologie

Die Ösophaguswand besteht histologisch aus:

1. Tunica mucosa: ausgekleidet mit unverhorntem mehrschichtigen Plattenepithel, wobei nicht die gezackte oder zungenförmig gestaltete, etwa 2 cm lange Übergangszone vom Plattenepithel zum Zylinderepithel kennzeichnend für den gastroösophagealen Übergang ist, sondern die schon erwähnte, durch die Fibrae obliquae gebildete, Kardiaschlinge. [1]

2. Tela submucosa: vorwiegend aus kollagenem Bindegewebe bestehende Gefäße, Nerven (Meißner-Plexus), einzelne eingestreute Schleimhautdrüsen enthaltende Verschiebeschicht zwischen Tunica muscularis und Tunica mucosa; in der Übergangszone zum Magen wird die Tela submucosa durch zirkulär verlaufende Bindegewebsstränge verdickt.

3. Tunica muscularis: aus einer inneren, etwas stärkeren Ringmuskelschicht und einer äußeren, spiralförmig verlaufenden, Längsmuskelschicht (zwischen denen der Auerbach-Plexus liegt) bestehend. Die Tunica muscularis setzt sich im oberen Drittel auf 2–6 cm Länge aus quergestreifter, im mittleren aus quergestreifter und glatter, im unteren fast ausschließlich aus glatter Muskulatur zusammen.

Im Gegensatz zu den übrigen Abschnitten des Gastrointestinaltrakts wird die Verbindung zur Umgebung nicht durch eine Serosa, sondern durch eine

---

[1] Dies erlaubt auch eine klare Definierung des Barrett-Ösophagus („columnar cell-lined esophagus"): gänzlicher oder teilweiser, auch inselförmiger Ersatz des Plattenepithels des Ösophagus durch Zylinderepithel weiter als 2 cm oberhalb des durch die Kardiaschlinge gekennzeichneten gastroösophagealen Übergangs.

lockere Bindegewebshülle, die *Tunica adventitia* hergestellt. Dies scheint die rasche Invasion bösartiger Tumoren und entzündlicher Prozesse in die Nachbarschaftsorgane zu begünstigen.

Die Blutversorgung stammt aus dem Truncus thyreocervicalis, der Aorta thoracalis, den Bronchial- und Interkostalarterien und im terminalen Ösophagus aus der Arteria gastrica sinistra und Arteria phrenica. Das Venenblut des kaudalen Drittels fließt über die Magenvenen in das portale System, das Venenblut des mittleren und kranialen Drittels über die Azygosvenen in das kavale System. Der Ösophagus bildet somit eine Nahtstelle zwischen portalem und kavalem Kreislauf. Die inneren Ösophagusvenen werden in einen subepithelialen und einen submukösen Venenplexus unterteilt. Erstere haben zahlreiche Querverbindungen zu den stärker entwickelten submukösen Venenplexus, der aus 10–15 längsverlaufenden Venen gebildet wird und mit Ausnahme der Vestibulumregion den Haupttransport gewährleistet. Im Vestibulum fehlt der submuköse Venenplexus, so daß das Blut über die weiter oberflächlich gelegenen subepithelialen Venen abfließt. Daraus resultiert eine erhöhte Blutungsgefährdung bei Venektasien (wie z. B. beim Pfortaderhochdruck) dieses Bereichs. Die Vv. perforantes verbinden den submukösen Venenplexus mit den extraösophagealen (peri- und paraösophagealen) Venen. Subepitheliale Ösophagusvarizen lassen sich früher nachweisen als submuköse Ösophagusvarizen.

Die nervale Versorgung stammt vom vegetativen Nervensystem (Nn. vagus und sympathicus) sowie dem Auerbach- und dem Meißner-Plexus (Plexus myentericus: Auerbach; Plexus submucosus: Meißner).

Physiologie des Schluckaktes

Intraluminale manometrische Messungen, Röntgenkinematographie und szintigraphische Methoden haben zur Klärung der Ösophagusmotilität beigetragen. Abbildung 1 zeigt die wichtigsten anatomischen Details, die für die Beurteilung des Schluckaktes eine Rolle spielen.

In der Mundhöhle sind dies in erster Linie die Zunge sowie der harte und der weiche Gaumen. Weiter kaudal folgen die Pharynxwand und die Eingangsebene des Kehlkopfes mit Zungenbein, Epiglottis und dem Recessus piriformis, bis schließlich der Speisebrei in den oberen Ösophagus gelangt. Etwa 50 Muskeln, mehrere Hirnvenen sowie alle Ebenen des ZNS sind am Schluckvorgang beteiligt. Da die anatomischen Feinheiten einzelner Muskeln für die radiologische Beurteilung kaum eine Rolle spielen, ist eine funktionelle Betrachtungsweise angebracht. In Anlehnung an Cunningham et al. (1991) kann der Schluckakt in mehrere Phasen eingeteilt werden:

1. Orale Phase

Diese beginnt mit der Ingestion der Speise. Hieran sind die perioralen Muskeln sowie die für die Unterkieferbewegung zuständigen Mm. masseter, temporalis und pterygoidei beteiligt. Durch Kauen und Zungenbewegungen wird ein Speisebolus geformt, der zunächst zwischen Gaumen und Zungenoberfläche gehalten wird. Die Mundhöhle ist dabei gegenüber dem Pharynx durch Zunge und Gaumen abgedichtet, so daß kein Speisebrei vorzeitig in den Rachen gelangen kann. Dieser erste Teil der Nahrungsaufnahme ist noch stark durch Einflüsse der Willkürinnervation bestimmt, während die folgenden Phasen reflexartig ablaufen. Der eigentliche Schluckakt wird durch einen Bewegungsablauf der Zunge vorbereitet: Die Zungenspitze wird gegen die Schneidezähne gedrückt. Durch das Heruntergehen der Zungenmitte und die Rückwärtsbewegung der Zunge wird der Speisebolus zum Pharynxeingang befördert.

2. Pharyngeale Phase

Zunächst wird der Nasopharynx durch Heben des Gaumensegels (Mm. tensor und levator veli palatini) abgedichtet, damit kein Reflux in die Nase entstehen kann. In einem weiteren Schritt bewegen sich Zungenbein und Larynx nach oben (Mm. mylohyoideus, digastricus, hyoglossus, geniohyoideus). Hierbei schließt sich die Epiglottis, so daß die Luftwege geschützt sind. Reflektorisch kommt es zusätzlich noch zu einem Schluß der Stimmritze und einer Inhibition der Atmung – alles Mechanismen, die eine Aspiration verhindern. Durch Kontraktion der Pharynxwandmuskulatur wird der Bolus vorwärts bewegt und der Pharynx schließlich entleert. Nach Öffnen des oberen Ösophagussphinkters wird die Speiseröhre erreicht.

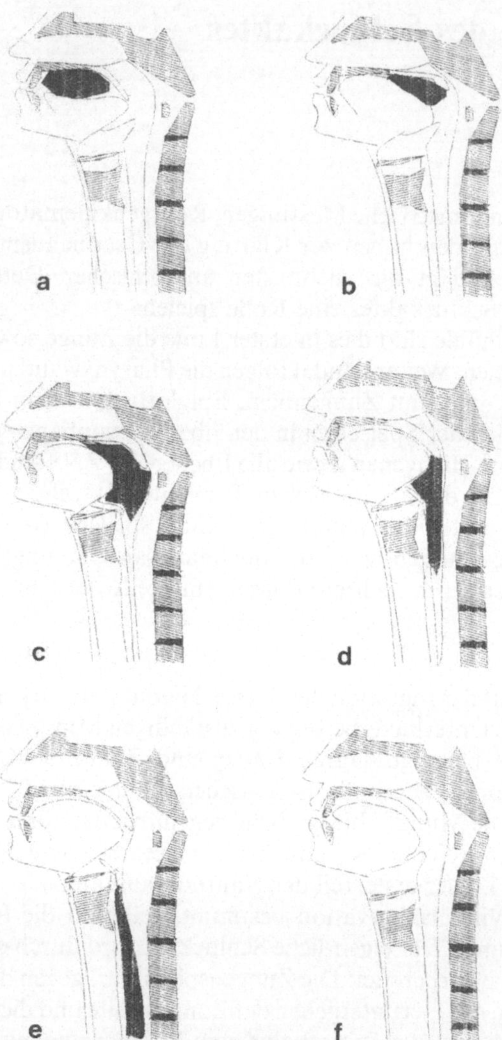

Abb. 1a–g. Der Schluckakt in schematischer Darstellung und im Röntgenbild. **a** Orale Phase: Der Bolus wird in der Mundhöhle gehalten. Die oberen Luftwege sind offen. **b** Initiation des Schluckakts: Der Speisebolus wird nach hinten in Richtung Pharynx befördert. Durch Anheben des Gaumensegels wird der Nasopharynx abgedichtet. **c** Pharyngeale Phase I: Der Kehlkopf tritt höher und dessen Eingang wird durch die Epiglottis verschlossen. Übertritt des Bolus in den Oropharynx. **d** Pharyngeale Phase II: Die Entleerung des Pharynx erfolgt durch Konstriktion der Muskulatur. Der Bolus wird in Richtung oberer Ösophagus befördert. **e** Ösophageale Phase: Der Pharynx ist entleert, das KM befindet sich in der Speiseröhre, wo es durch Vorwärtsperistaltik weitergeleitet wird. **f** Wiederherstellung des Ausgangszustands: Der Kehlkopf tritt tiefer, der Eingang zur Trachea und die Verbindung zum Nasopharynx öffnen sich wieder (Nach Donner und Jones 1990). **g** Die Phasen im Röntgenbild

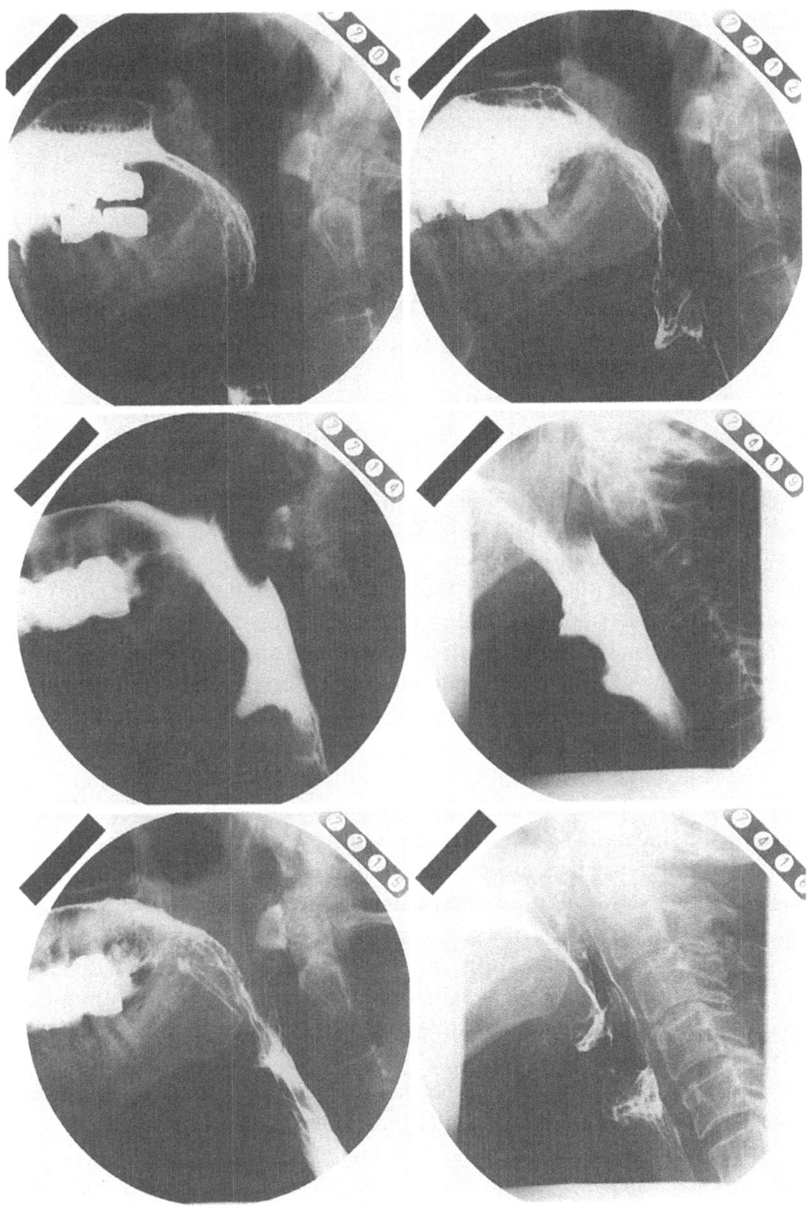

Abb. 1 g

3. Ösophageale Phase

Die Vorwärtsperistaltik der Speiseröhre übernimmt dann den weiteren Transport bis in den Magen hinein. Nach dem Schlucken kehren Zungenbein und Larynx wieder in ihre tiefer gelegenen Ausgangsposition zurück, die Epiglottis und der Weg zum Nasopharynx öffnen sich. Der obere und untere Ösophagussphinkter (obere und untere Hochdruckzone) sind in Ruhe durch Muskelzug und Druck von außen verschlossen. Beim Schlucken erschlaffen sie reflektorisch kurzfristig und ermöglichen so den Übertritt des Speisebolus vom Pharynx in den Ösophagusmund bzw. vom Vestibulum in den Magen. Im tubulären Ösophagus entsprechen die Druckwerte denen des Thoraxraums, sie sind atemabhängig und werden bei Inspiration negativ.

Man nimmt an, daß für den Schluckakt eine Art Generator für das Bewegungsmuster in der Formatio reticularis des Hirnstamms existiert, der durch höhere Hirnzentren über die kortikobulbären Bahnen reguliert wird. Die sensiblen Afferenzen laufen im wesentlichen über die Nn. trigeminus und glossopharyngeus, die motorischen Afferenzen über die motorischen Nn. trigeminus, facialis, vagus und hypoglossus.

Die normale primäre unwillkürliche Peristaltik kann als Fortsetzung der pharyngealen Peristaltik mit einer verminderten Geschwindigkeit von 2–4 cm pro s angesehen werden. Sie wird durch Schlucken ausgelöst und befördert den Ösophagusinhalt nach aboral. Manometrisch imponiert die primäre Kontraktionswelle als eine aboral fortschreitende Hochdruckzone, die den Speisebolus vor sich her in den Abschnitt mit niedrigerem Druckniveau schiebt und in 5–12 s das Vestibulum erreicht. Im Ösophagus verbleibende Speisereste lösen durch Dehnungsreiz eine sekundäre Peristaltik aus, die den Ösophagus in der Regel völlig leert. Tertiäre oder simultane, segmentäre Kontraktionen haben keinen Fördercharakter. Es handelt sich um segmentäre Ringmuskelkontraktionen des tubulären Abschnitts. Bei einer Schluckserie löst lediglich das letzte Schlucken die Peristaltik und damit die Entleerung aus. Denn bei jedem Schlucken wird durch die erneut in Erregung versetzte Längsmuskulatur die einsetzende Peristaltikwelle inhibiert. Dies bewirkt eine zunehmende Erweiterung des Ösophagus. Ebenso führt eine maximale Inspiration zu einer Längsdehnung und damit zur Weitstellung des Ösophagus. Bei tiefer Inspiration wird außerdem der Ösophagus bei normal weitem Hiatus durch die Kontraktion des Crus mediale dexter des Zwerchfells kurzfristig eingeschnürt und der Abfluß des Ösophagusinhalts verhindert (inspiratorische Hiatuszwinge). Für die radiologische Untersuchung macht man sich diese Gegebenheiten zunutze, indem man möglichst viel Kontrastmittel möglichst rasch trinken (dabei spielt die Art der Aufnahme über eine Schnabeltasse oder über einen Strohhalm weniger eine Rolle) und nach dem letzten Schluck sofort tief einatmen läßt; mit dieser Methode werden v.a. die distalen 2 Drittel des Ösophagus erfaßt, vorausgesetzt, der Patient kann gut mitmachen.

Pathophysiologie

Prinzipiell sind 2 Arten von Schluckstörungen zu differenzieren:

1. Mechanische Passagehindernisse, insbesondere Tumoren und andere Raumforderungen.
2. Funktionelle Störungen des reflektorischen oder willkürlichen Bewegungsablaufs im Rahmen neurologischer Erkrankungen oder Alterungsprozessen.

Donner und Jones (1990) schlagen vor, die Schluckstörungen in 3 allgemeinen Begriffen zu beschreiben:

- Adaptation,
- Kompensation
- Dekompensation.

Die *Adaptation* bewegt sich dabei stets im Bereich der Norm, d.h. der Schluckart kann unter den verschiedensten Umständen und Reizen störungsfrei ausgeführt werden. Ist eine Schluckstörung bereits eingetreten, so kann sie u. U. *kompensiert* werden: Patienten, die Schwierigkeiten haben, den Kehlkopf zu heben, flektieren beim Schlucken den Kopf, um einen Schluß des Kehldeckels zu erreichen. Die Störung kann dann erst beim Schlucken mit extendiertem Kopf entdeckt werden. *Dekompensierte* Störungen führen innerhalb der einzelnen Phasen des Schluckakts zu folgenden pathologischen Zeichen, die auf dynamischen Aufnahmen erkannt werden können:

1. Bei unzureichender Kontrolle von Zunge oder Gaumen: vorzeitiges Eintreten des Kontrastmittels in den Pharynx, bevor der eigentliche Schluckreflex initiiert wird.
2. Bei unvollständigem Schluß des Gaumensegels: Regurgitation in den Nasopharynx.
3. Bei Insuffizienz der pharyngealen Konstriktoren: Retention von Speiseresten in den Valleculae und den Sinus piriformis.
4. Bei unvollständigem Schluß des Larynx: Eindringen von Kontrastmittel in den Kehlkopf (Aspiration).
5. Bei unzureichender Öffnung des oberen Ösophagussphinkters oder Stenose (Überlaufen des gefüllten Pharynx): Aspiration nach Ende des Schluckaktes.

Häufigste Ursache für mechanisch bedingte Schluckstörungen sind stenosierende Prozesse, in erster Linie Tumoren des Pharynx, des Larynx oder des oberen Ösophagus. Ist die Schleimhautoberfläche infiltriert, lassen sie sich in der Regel im Doppelkontrast nachweisen. Hier sieht man unregelmäßig begrenzte Linien, die nicht dem Verlauf normaler Schleimhautfalten entsprechen. Außerdem fällt die stenosierende Wirkung des Tumors auf. In einer dynamischen Aufnahmeserie kommt es aufgrund der hochgradigen Stenose zu einem Überlaufen des Pharynx mit anschließender Aspiration.

   Zur Beurteilung der Weichteile außerhalb des Pharynxlumens wird eine zusätzliche CT- oder MRT-Untersuchung angeschlossen, um dem Operateur

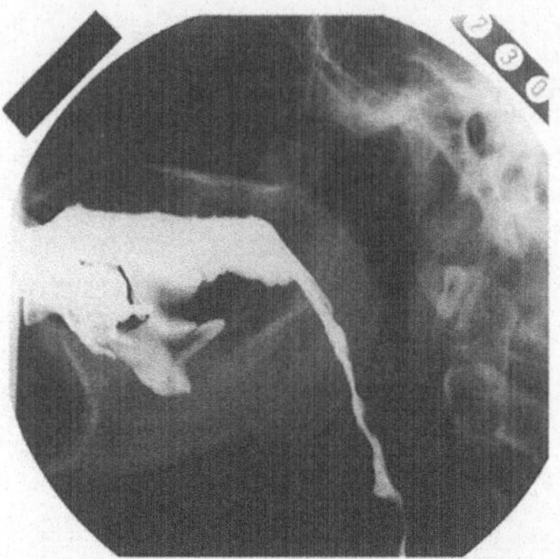

Abb. 2. 64jähriger Patient, Zustand nach Schlaganfall, Schluckstörungen mit häufigem Verschlucken. In der oralen Phase sieht man einen unzureichenden Schluß der Mundhöhle durch mangelnde Kontrolle der Muskulatur. Bereits vor der Einleitung des Schluckaktes fließt KM in den Pharynx und kann aufgrund des noch nicht erfolgten Verschlusses der Glottis aspiriert werden. *Beurteilung:* Vorzeitiges Leck durch mangelnde Kontrolle des KM-Bolus in der oralen Phase

genaue Daten über die Tumorausbreitung und den Grad der Metastasierung in regionären Lymphknoten zu liefern.

Funktionelle Schluckstörungen sind in erster Linie ein Problem bei alten Menschen und bei Patienten mit neurologischen Erkrankungen, die den Hirnstamm oder die Hirnnerven miteinbeziehen. Im Alter kommt es zu einer Degeneration von Motoneuronen mit einem damit verbundenen motorischen Leistungsverlust. Das Fehlen der Zähne und die damit verbundenen Umbauvorgänge an den Kiefern erschweren häufig das Formen eines Speisebolus. Die Kontrolle über die für den Schluckakt benötigte Muskulatur läßt nach. Je nach hauptsächlich betroffenem Abschnitt kommt es zu den oben genannten Dekompensationszeichen. Vor der Annahme einer Schluckstörung soll stets ein gastroösophagealer Reflux ausgeschlossen werden. Die häufig im Alter zu beobachtenden tertiären Ösophaguskontraktionen sind in der Regel asymptomatisch. Gravierender sind die Ausfälle oft bei neurologischen Erkrankungen. Zentrale Störungen verursachen – solange sie einseitig sind – nur geringe Beschwerden, da die Kontrolle über das Schluckprogramm doppelseitig repräsentiert ist. Meist ist bei beidseits zentralen Schäden im Hirnstammniveau (Pseudobulbärparalyse) in erster Linie die orale Kontrolle (Zunge und Gaumen) gestört. Durch eine Apraxie im Rahmen von Schlaganfällen kann manchmal der Schluckvorgang nicht eingeleitet werden (Abb. 2). Beim Parkinson-Syndrom treten ähnliche Schwierigkeiten aufgrund der Akinesie auf. Ist das periphere Motoneuron mitbetroffen (bei einseitigen Hirnstamminfarkten, bei amyotropher Lateralsklerose oder bei Polyneuritiden), kommt es meist zu Störungen im Bereich der Pharynx- oder Kehlkopfmuskeln.

Eine 3. Gruppe von Erkrankungen stellen die Myopathien und die Myasthenie dar, die wahrscheinlich auch mehr die pharyngeale Phase betreffen. Genaue Details der dynamischen Abläufe bei verschiedenen neuromuskulären Erkrankungen sind mangels Material noch nicht bekannt. Die therapeutischen Konsequenzen sind hierzulande meist gering. In den USA hat man hingegen begonnen, auf der Grundlage radiologischer, manometrischer und neurologischer Untersuchungsergebnisse ergotherapeutische „Schlucktrainings" zu entwickeln. Die Klassifikation dieser Störungen mit Hilfe dynamischer Beobachtungsmethoden kann somit durchaus Zukunft haben und Eingang in den radiologischen Routinebetrieb finden.

Untersuchungstechnik

Dynamische Untersuchung des Schluckaktes

Aufgrund der raschen Dynamik des Schluckvorgangs und der Komplexität der
daran beteiligten anatomischen Strukturen gilt die röntgenologische Kontrast-
mitteldarstellung von Pharynx und oberem Ösophagus als schwierig. Die
herkömmliche Methode des Breischlucks mit einzelnen Zielaufnahmen bietet
bestensfalls ein Momentbild, das funktionellen Aspekten bei Schluckstörungen nicht gerecht wird. Angeregt durch die von Donner und Jones (1990)
herausgegebenen Arbeiten können wir 2 Wege aufzeigen, um die anatomische
und funktionelle Aussagekraft der Untersuchung zu verbessern:

1. Durch sog. High-density-Bariumsuspensionen, wie sie für die Untersuchung des Magens benutzt werden, läßt sich in der Regel auch im Pharynx
   und oberen Ösophagus ein gleichmäßiger Kontrastmittelbeschlag der
   Schleimhaut und ein Doppelkonstrasteffekt erzielen. Anatomische Strukturen und im Schleimhautniveau gelegene Läsionen kommen so schärfer zur
   Darstellung als mit herkömmlichen Bariumzubereitungen.
2. Die derzeit beste Methode zur bildlichen Erfassung der Dynamik des
   Schluckaktes ist die fortlaufende Aufzeichnung des Durchleuchtungsbildes
   mit Hilfe eines Videorecorders. Durch Darstellung der sehr raschen
   Vorgänge in Zeitlupe oder in Einzelbildsequenzen lassen sich die einzelnen
   Phasen des Schluckvorgangs genauer analysieren. Die Videodurchleuch-
   tung hat sich daher für wissenschaftliche Zwecke durchgesetzt. Demgegen-
   über haben Serienaufnahmen – etwa mit einer 100-mm-Kamera – den
   Nachteil, daß Intervalle zwischen den Bildern in der Dokumentation fehlen.
   Zudem ist die Strahlenbelastung des Patienten höher. Aufgrund der
   besseren Verfügbarkeit werden Serienaufnahmen jedoch in der Praxis
   vermutlich ihren Platz behalten.

Für die Untersuchung von Schluckstörungen hat sich bei uns folgender
Untersuchungsgang bewährt:

1. Wichtig ist zu Anfang eine genaue Anamneseerhebung über die Art und die
   Umstände des Auftretens der Schluckbeschwerden, die durch die Untersuchung möglichst nachgeahmt werden sollen.
2. Die eigentliche Diagnostik sollte – gerade bei schwerkranken oder alten
   Menschen – mit einem Probeschluck (2,5–5 ml verdünntes Barium)
   beginnen. Unter Durchleuchtung sollte dabei geprüft werden, ob es zu einer
   Aspiration kommt oder ob eine grobe Stenose vorliegt. Dazu ist jeweils eine
   laterale und eine schräge Einstellung notwendig. Der Kontrastmittelbolus
   sollte bis in den Magen hinein verfolgt werden. Die Aspiration einer

geringen Menge Bariumbrei stellt keine Kontraindikation für die Untersuchung dar.

3. Eine dynamische Dokumentation des Schluckaktes mit Videoaufzeichnung oder Serienaufnahmen sollte im lateralen Strahlengang in 2 Einstellungen erfolgen: mit Zentrierung auf die Zunge und auf den Kehlkopf. Zusätzlich ist eine a. p.-Projektion als 2. Ebene empfehlenswert, insbesondere wenn eine Raumforderung zur Debatte steht.

4. Im Anschluß an die dynamischen Serien sind Aufnahmen des Pharynx im Doppelkontrast – am besten unter Phonation – anzufertigen (s. unten). Hierfür bedient man sich am besten der konventionellen Filmtechnik, um eine möglichst hohe Orts- und Kontrastauflösung zu erzielen.

5. Zum Abschluß der Prüfung des Schluckaktes ist immer eine Darstellung des gesamten Ösophagus und seiner Peristaltik notwendig, die am besten im Liegen ohne Einfluß der Schwerkraft beurteilt wird. Hierbei sollte ein besonderes Augenmerk auf einen möglichen gastroösophagealen Reflux gerichtet werden, der eine Schluckstörung vortäuschen kann.

Wahl des Kontrastmittels

Vielfach werden vom Kliniker aus verschiedenen Gründen Untersuchungen mit *wasserlöslichem Kontrastmittel* angefordert. Sie haben bei der Ösophagusuntersuchung wenig Aussagekraft (Meschan 1988) und können lediglich zum Ausschluß von spontanen oder iatrogenen Perforationen dienen. Außerdem sind auch sie gefährlich, weil sie bei Aspiration durch die ihnen eigene Hypertonie zum Lungenödem führen können. Bei geplanter nachfolgender Endoskopie, z. B. bei geplanter Fremdkörperextraktion aus der Ösophagusschleimhaut, ist es ratsam, wasserlösliches Kontrastmittel zu benutzen, um eine endoskopische Fremdkörperentfernung durch die Überlagerung mit Kontrastmittel nicht zu erschweren. Solange sich der Patient normal ernährt, besteht *keine Kontraindikation* für die Untersuchung mit Barium. Bei begründetem Aspirationsverdacht sollte hingegen auf ein isoosmotisches Kontrastmittel oder Bronchographin ausgewichen werden. Man unterscheidet 2 Formen von *Bariumsulfatpräparaten* mit unterschiedlichen Bariumkonzentrationen. Die Kontrastmittel der Wahl sind – wie bei der Magen-Darm-Untersuchung – handelsübliche Bariumsulfatpräparate mit hoher Viskosität und hoher Dichte (High-density-Kontrastmittel).

Doppelkontrasttechnik

Zur Darstellung der Morphologie des Ösophagus ist die Doppelkontrasttechnik die Methode der Wahl. Mit einiger Übung ist es möglich, befriedigende Doppelkontrastdarstellungen des Ösophagus in ca. 75–85 % aller Fälle zu erhalten (Levine 1989). Einige Voraussetzungen zur Optimierung der Ösophagusuntersuchung sollten jedoch regelmäßig Beachtung finden.

In der Regel sollte die Röntgendarstellung des Ösophagus am nüchternen Patienten vorgenommen werden. Grundsätzlich gilt dies für eine Beurteilung der Speiseröhre unterhalb der Bifurkation hinsichtlich bösartiger Veränderungen (Schinz 1990).

Eine kontrastreiche Darstellung wird durch hochvisköse High-density-Bariumkontrastmittel (s. oben) gewährleistet. Während der Magen und das Duodenum durch gasproduzierende Agenzien aufgedehnt werden, soll der Patient bei der Untersuchung des Ösophagus die Bariumsuspension so schnell wie möglich schlucken. Beim schnellen und wiederholten Schlucken wird die peristaltische Sequenz unterbrochen, und der Ösophagus bleibt hypoton. Das kontinuierliche Trinken mit Strohhalm ist eine von uns angewandte Variante. Den Vorgang, neue peristaltische Wellen, die durch den 1. Schluckakt ausgelöst würden, durch neuerliches Schlucken zu hemmen, bezeichnet man auch als „deglutitive Inhibition". Von jedem Schluckakt wird eine peristaltische Welle ausgelöst. Diese wird durch ein erneutes Schlucken unterbrochen. Bei kontinuierlichem Schlucken können die peristaltischen Wellen weitgehend unterdrückt werden. Durch die sog. „deglutitive Inhibition" kommt es zu einer Weitstellung des Ösophagus, wodurch – unter ständigem Abfließen des Kontrastmittelbreis – ein guter Doppelkontrast erreicht werden kann (Abb. 3). Da die Untersuchung am stehenden Patienten durchgeführt wird, sammelt sich das Barium in den abhängigen Anteilen des Ösophagus an und kann hier die Details der Mukosa verdecken.

Auch beim Eintritt des Bariums in den Magen kann eine residuale Menge hochkonzentrierten Bariums im distalen Ösophagus die Mukosa verdecken. Zur Darstellung des distalen Anteils sind daher wiederholte Durchleuchtungen kurz nach Übertritt des Kontrastmittels in den Magen notwendig; sie zeigen Läsionen der Mukosa besser. Die Peristaltik des Ösophagus führt allerdings dazu, daß der Ösophagus unmittelbar nach der Passage des Bariumbolus in den Magen zusammenfällt. Die Aufnahmen müssen daher in dem relativ kurzen Zeitraum zwischen optimaler Distension und Wandbeschlag gemacht werden.

Die Untersuchung des Vestibulum oesophago-gastricum und seiner Umgebung kann sowohl am stehenden als auch am liegenden Patienten vorgenommen werden. Hierzu kann man mit Hilfe von Kompressionskissen den intraabdominalen Druck erhöhen. Häufige Wiederholungen sind notwendig, um einen physiologischen, gelegentlich auftretenden Reflux von einem unregelmäßigen, bei jeder Inspiration nachweisbaren Reflux zu unterscheiden.

Bei Strikturen, die im distalen Anteil des Ösophagus vermutet werden, ist es sinnvoll, Monokontrastaufnahmen während kontinuierlichen Trinkens einer niedrigdichten Bariumsuspension zu machen. So sind insbesondere Schatzki-Ringe und peptische Strikturen besser als im Doppelkontrast zu beurteilen. Ebenso können ösophageale Varizen bei einer Aufweitung des Ösophagus obliterieren. Bei der Untersuchung der Ösophagusfunktion sollte man beachten, daß nach Schluckenlassen und anschließender Mundöffnung kein weiterer Schluckakt erfolgt. Hierdurch fällt beim stehenden Patienten ein Bolus hoher Dichte schneller, als ihn die Peristaltik vorantreiben könnte. Es empfiehlt sich darum, bei Motilitätsstörungen den Schluckakt auch im Liegen (Wegfall der Gravitation) zu überprüfen.

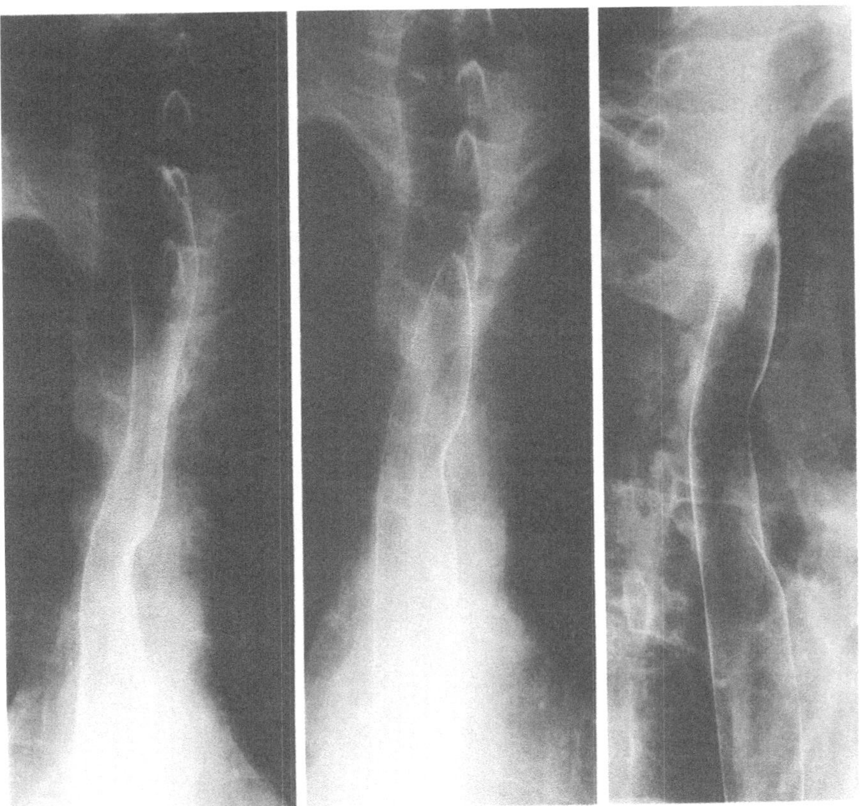

Abb. 3. Normalbefund. Unter ständigem Schlucken mit „Strohhalmtechnik" weitgestellter Ösophagus mit homogenem Schleimhautbeschlag. Verwendung eines KM normaler Dichte

Wir verzichten in den meisten Fällen auf den vielfach in der Literatur propagierten Einsatz von Parasympathikolytika. Beim fakultativen Einsatz ist allerdings zu beachten, daß – im Gegensatz zur Untersuchung von Magen und Dünndarm – Glukagon im Ösophagus nur eine Herabsetzung des unteren Sphinktertonus bewirkt, was zu einem Ansteigen der Häufigkeit des spontanen gastroösophagealen Refluxes führt. In Europa ist Buscopan das Mittel der Wahl, während es in den USA nicht handelsfähig ist. Hier behilft man sich mit einem anderen Anticholinergikum (Probanthine). Ebensowenig verwenden wir gasbildende Agenzien: vielfach werden feine Schleimhautstrukturen durch liegengebliebene Granulate verdeckt bzw. aphthöse Veränderungen vorgetäuscht (s. insbesondere unter „infektiöse Ösophagitiden", S. 68).

Es ist wichtig, eine Standardabfolge der Untersuchungsgänge zu erreichen und die Untersuchung rasch durchzuführen.

Beispiel für den Untersuchungsablauf:

– Durchleuchtung im Stehen (orientierende Durchleuchtung des Thorax).
– Beobachtung der Kontrastmittelpassage, nachdem ein Schluck Kontrastmittel getrunken wurde.
– Wiederholte Beobachtung in Schrägprojektionen unter ständigem Trinkenlassen (ca. 45°, Ösophagus soll vor BWS liegen).
– Standardaufnahmen sollen die ganze Länge des Ösophagus in Schrägposition erfassen sowie den gastroösophagealen Übergang während verschiedener Phasen des Schluckaktes und der Atmung darstellen.

Differentialdiagnose der Röntgensymptome

Luftsäule

> Auf der Seitaufnahme retrotracheale, in p. a.-Projektion im Herz- oder Medialstinalschatten gelegene, scharf abgrenzbare (durch die Ösophaguswand bedingt) Aufhellung mit Begleitlinien (letztere entsprechen der Ösophaguswand).

In der Regel wird der Ösophagus bereits durch die primäre, spätestens aber durch die sekundäre Peristaltik völlig entleert. Beim Erwachsenen ist deshalb auf Routineaufnahmen der Nachweis von Luft im Ösophagus ein Hinweis auf Motilitätsstörungen oder eine distale Obstruktion. Die rechte Ösophaguswand wird begrenzt durch Luft im Ösophaguslumen und Luft im azygoösophagealen Recessus, die linke Wand durch Luft im Lumen und Luft im präaortalen Lungenbereich (insbesondere im subaortalen Bereich). Die subaortale Ausbuchtung des Ösophagus kann als rautenförmige Konfiguration zur Darstellung kommen; sie ist häufig von einer Linie gekreuzt, die die laterale Wand des linken Hauptbronchus darstellt.

In folgenden Ausnahmen sind auf Frontalaufnahmen beidseits Wände sichtbar:

- Sklerodermie
- Achalasie (Abb. 4)
- Tumorstenose (Abb. 5)
- Beatmung
- Chalasie bei Hernie (Abb. 6a, b)

Selten:
- Kaustische Ösophagusstenose
- Chagas-Krankheit (in Mitteleuropa selten)
- Zustand nach Laryngektomie
- Massive Pseudoobstruktionen

Normal:
- bei Kindern (Aerophagie)
- bei Erwachsenen im CT

Cave: Verwechslung mit:
- Zustand nach Magenhochzug/Koloninterponat
- Retropharyngealer Abszeß
- Mediastinitis
- Mediastinalemphysem
- Laryngozele (Abb. 7)

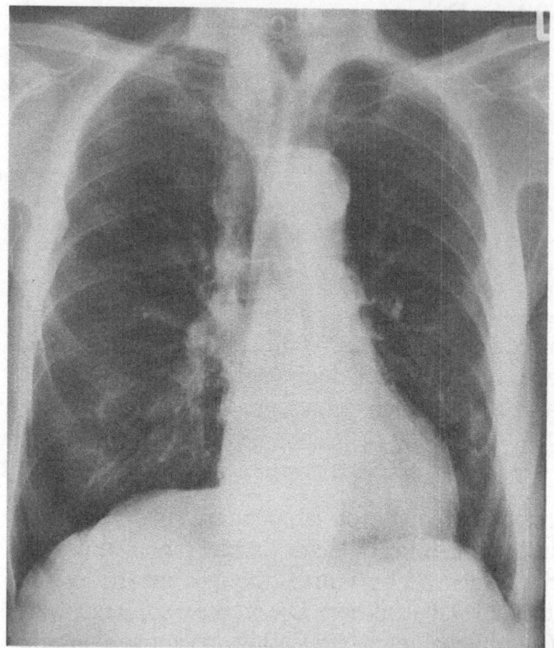

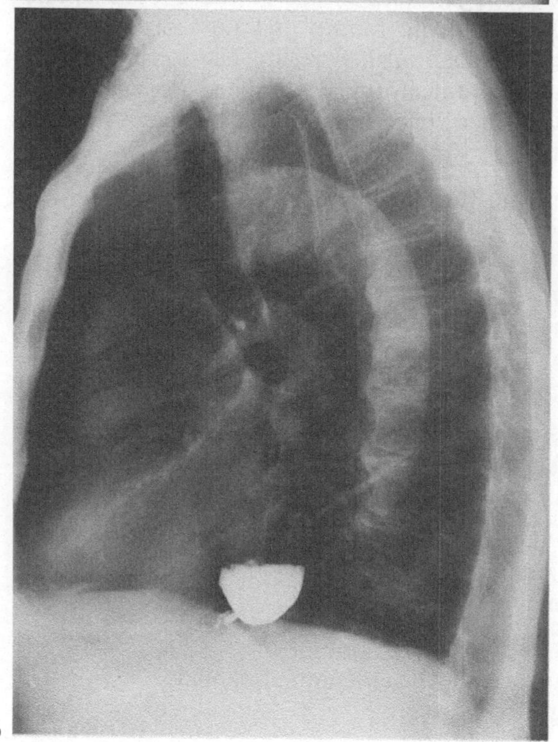

Abb. 4a, b. Thorax in 2 Ebenen: 43jähriger männlicher Patient, Alkoholiker mit jahrelangem Hypertonus; zunehmende Dysphagie; klinisch: Verdacht auf Tumor. *Befund:* Rippenfraktur alt rechts; Drehskoliose BWS; aortalkonfiguriertes, links ventrikulär belastetes Herz; elongierte, sklerosierte Aorta; im Herzschatten linke Ösophaguswand als 5 mm breiter Streifenschatten dargestellt (**a**). *Beurteilung:* Der luftgefüllte Ösophagus läßt insbesondere die linke Ösophaguswand im Herzschatten gut abgrenzbar erscheinen. *Seitaufnahme:* KM im aufgeweiteten distalen Ösophagus (**b**). *Beurteilung:* Achalasie konnte gesichert werden

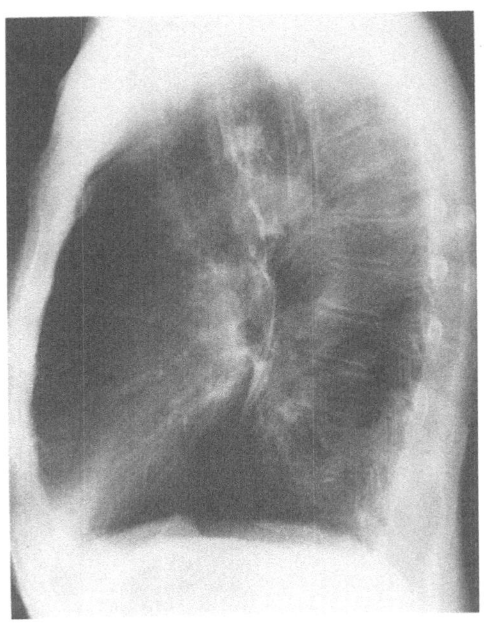

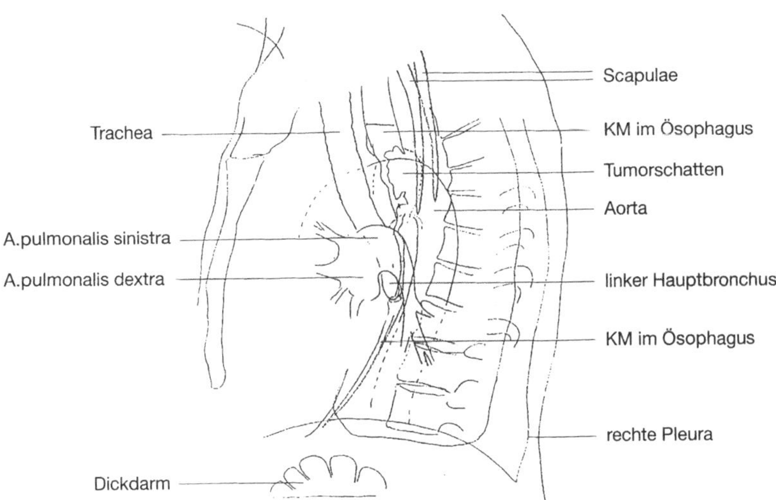

Abb. 5. Thorax seitlich: 77jähriger männlicher Patient, Nikotinabusus, chronische Bronchitis. *Befund:* Zeichen des Lungenemphysems, vermehrte peribronchiale Zeichnung dorsobasal; Osteochondrose BWS; (Nebenbefund: Blockwirbel BWK 4/5); luftgefüllter Ösophagus retrotracheal; Spiegelbildung des verdünnten KM im Ösophagus. Aboral unregelmäßige, zerklüftete Lumeneinengung über 10 cm; unterhalb der Bifurkation kollabierter Ösophagus (normal). *Beurteilung:* Großes Ösophaguskarzinom im Übergang vom oberen zum mittleren Drittel; retrotracheale Luftsäule nach KM-Gabe (Spiegel gut sichtbar)

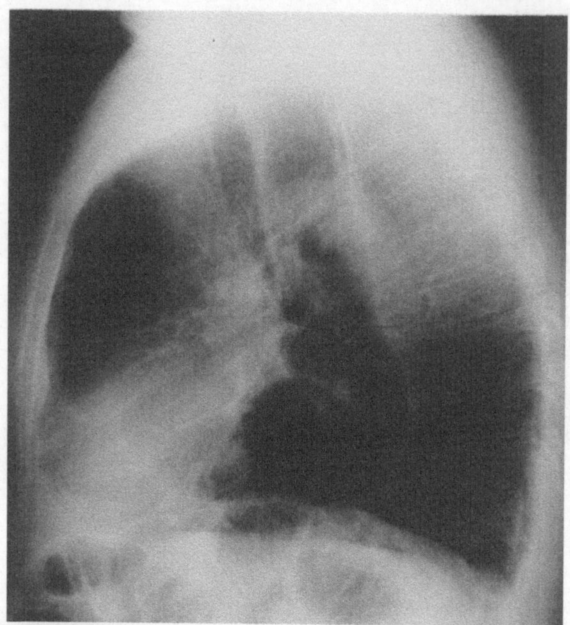

a

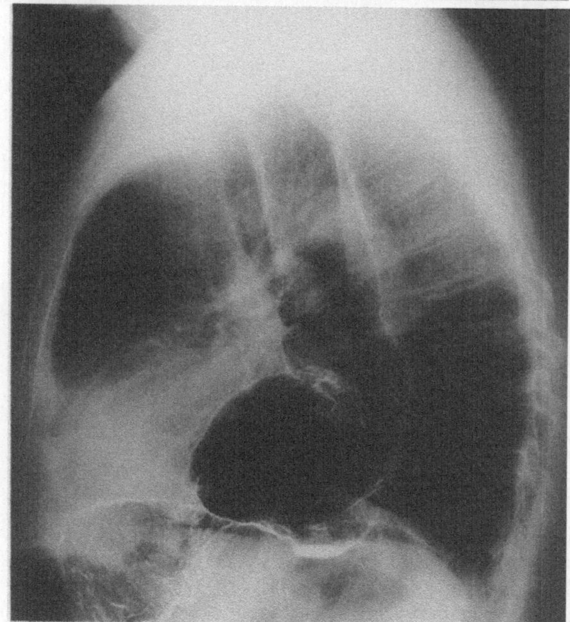

b

Abb. 6a, b. 69jähriger männlicher Patient, Raucher, Alkoholabusus; Zustand nach Laryngektomie und Neck dissection bei Pharynxkarzinom. **a** Thorax seitlich, nativ. *Befund:* Auf
der Thoraxseitaufnahme retrotracheal 6 cm breite Luftsäule, die sich retrokardial in einer
kugelförmigen Luftansammlung fortsetzt. **b** Thorax seitlich, nach Gabe von KM. Diskrete
Kontrastierung der Ösophaguswand nach Breischluck. *Beurteilung:* Ösophagusdilatation bei
großer fixierter Hiatushernie. Bestätigung durch KM-Gabe

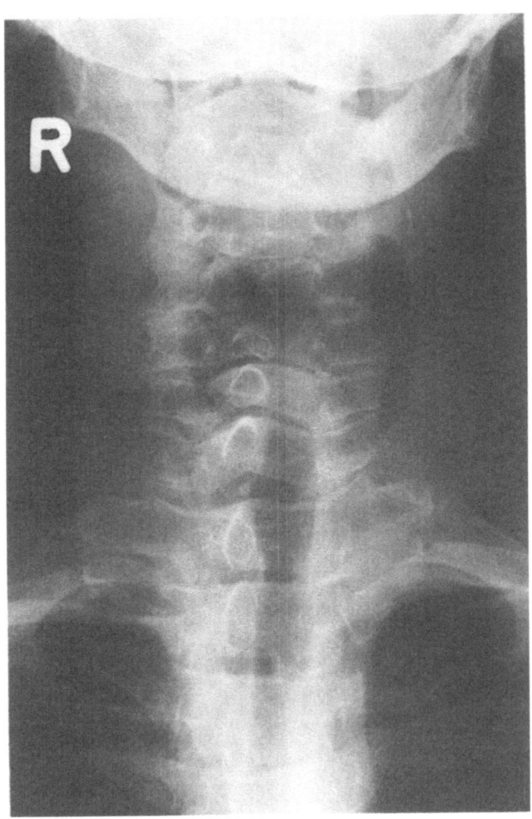

Abb. 7. 70jähriger männlicher Patient, Saxophonist; Dysphagie. *Befund:* In Projektion auf oberen Ösophagusmund ca. 6 cm breite Aufhellung, rundlich glatt begrenzt; bei Valsalva-Versuch unter DL Größenzunahme; Verkalkungen im Bereich beider Karotisgabelungen. *Beurteilung:* Große Laryngozele

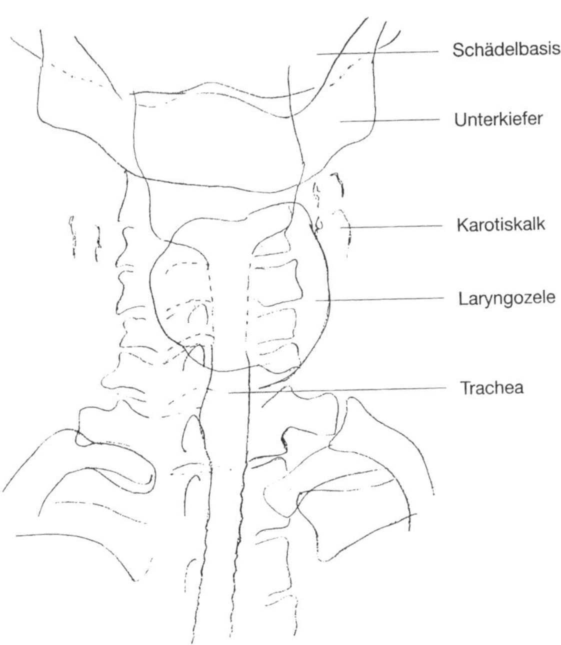

Motilitätsstörung

> Veränderter Ablauf des normalen Schluckaktes mit Neigung zu Aspiration (Abb. 8a, b), Retention (in den Valleculae), Regurgitation sowie das Auftreten von ungerichteten sog. tertiären Kontraktionen.

Tertiäre Kontraktionen (Abb. 9) werden insbesondere im Liegen nachgewiesen und müssen von sog. Etagenspasmen, die während der Untersuchung konstant lokalisiert bleiben, unterschieden werden.

Als radiologische Zeichen können sich finden:

- Verzögerung des Schluckaktes (mehr als 15 s)
- Fraktioniertes Schlucken (Bolus in kleinen Portionen)
- Asymmetrisches Schlucken (insbesondere Recessus piriformis)
- Klaffen oder mangelnde Öffnung des unteren Ösophagus-
  mundes

Die oben beschriebenen Röntgenzeichen können gefunden werden bei:

- Zenker-Divertikel
- Struma
- Abszeß
- Bulbär-/Pseudobulbärparalyse (Abb. 10a–d)
- Sklerodermie (Abb. 11a, b)
- Fremdkörper
- Malignom (Abb. 12)
- Äußere Kompression (Neoplasma), Lymphknoten,
  Spondylophyten) (Abb. 13a, b und 14a, b)
- Chalasie/Achalasie
- Kollagenosen
- idiopathischer oder diffuser Spasmus
- Ösophagitis
- Altersösophagus/Presbyösophagus (s. Abb. 9)

Selten:
- Dermatomyositis
- Myasthenia gravis
- Muskeldysthropie (z. B. Duchenne)
- „Web"
- Plummer-Vinson-Syndrom (Perniziosa)
- Alkoholabusus
- Amyloidose
- Chagas-Krankheit
- Diabetes

Cave: Verwechslung mit Zustand nach Buscopan,
Atropin, Neuroleptika/Curare

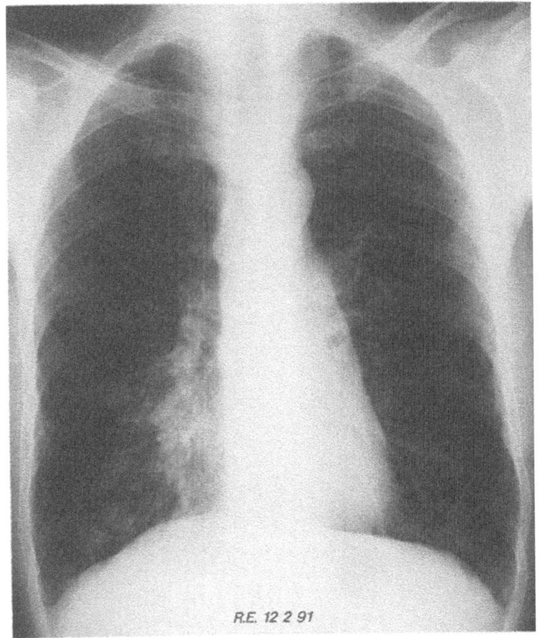

a

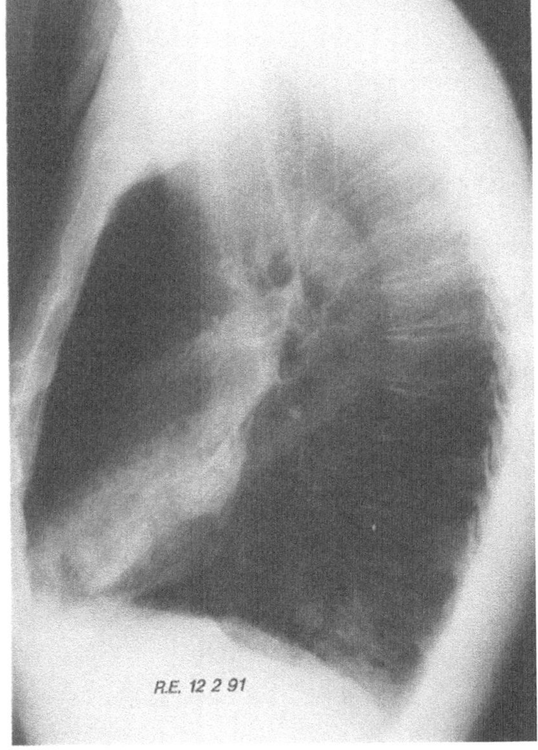

b

Abb. 8 a, b. 40jähriger männlicher, verwahrloster Patient, chronischer Alkohol- und Nikotinabusus; inoperables Hypopharynxkarzinom T4N2; jetzt zunehmende Luftnot und persistierende Schluckbeschwerden: Aufnahmen a.-p. (**a**) und seitlich (**b**). *Befund:* Grobfleckiges konfluierendes Infiltrat im Mittellappen sowie im linken Unterlappen. *Beurteilung:* Aspirationspneumonie des rechten Mittel- und linken Unterlappens

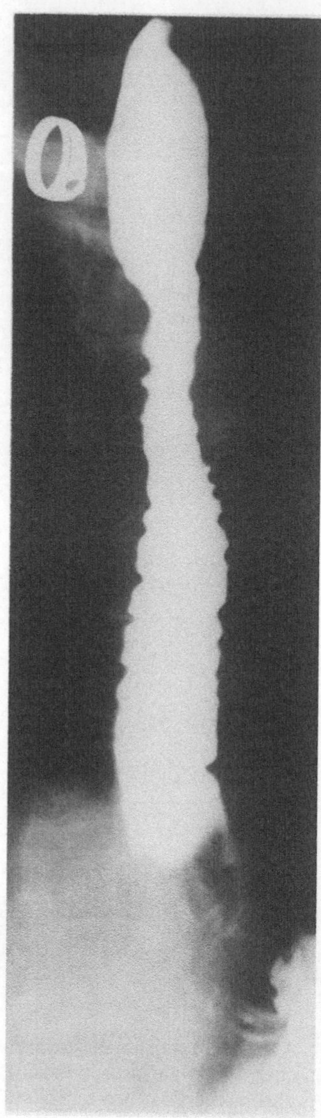

Abb. 9. 74jährige Patientin, Hausfrau; Diabetes Typ II seit ca. 5 Jahren bekannt, Globusgefühl. *Befund:* KM-Säule im Monokontrast; multiple ringförmige Einengungen, besonders im mittleren Ösophagusdrittel; peristaltische Wellen führen zu keiner Propulsion des KM (DL). *Beurteilung:* Tertiäre Kontraktionen ohne klinische Bedeutung

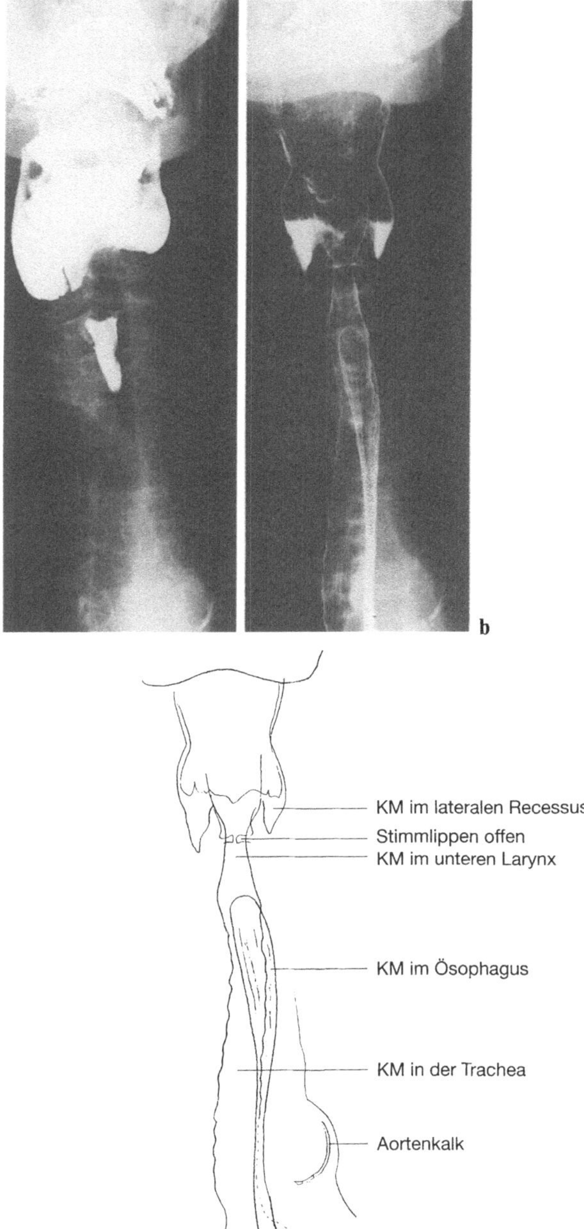

Abb. 10 a–d. 80jährige Patientin, seit längerem Schluckstörungen, 12 kg Gewichtsabnahme in 6 Monaten, rezidivierendes Fieber; Verdacht auf konsumierende Erkrankung. *Befund:* Retention des KM im Recessus piriformis, rechts mehr als links (**a**); KM-Spiegel im lateralen Recessus, KM-Beschlag der Stimmlippen offen (**b**)

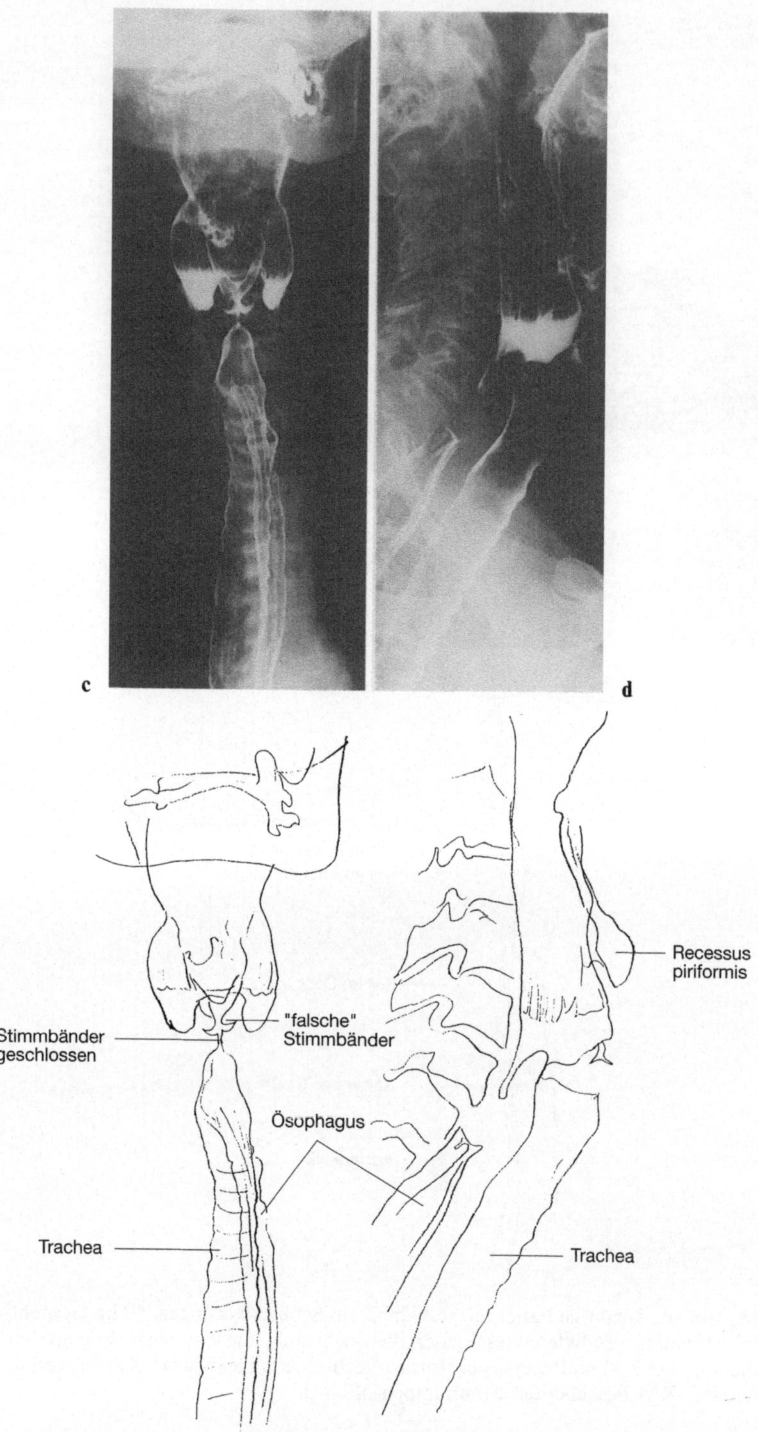

Abb. 10 c, d. KM-Beschlag der Stimmlippen geschlossen (**c**); Doppelkontrastdarstellung des Tracheallumens (**d**). *Beurteilung:* Beim ersten Schluckakt massive Aspiration; keine nachweisbare Ursache; Schluckstörung bei Pseudobulbärparalyse

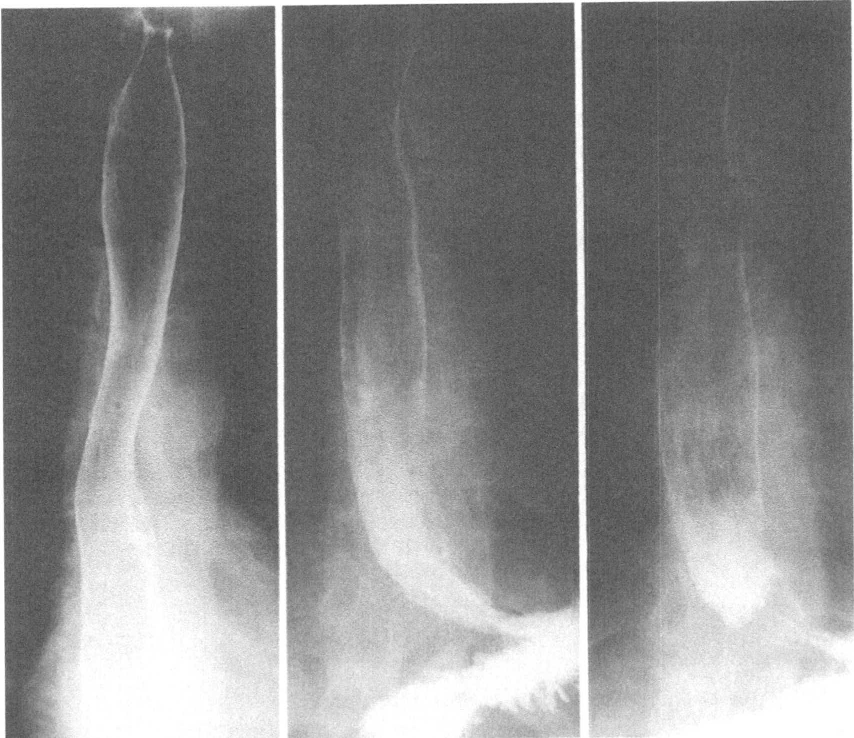

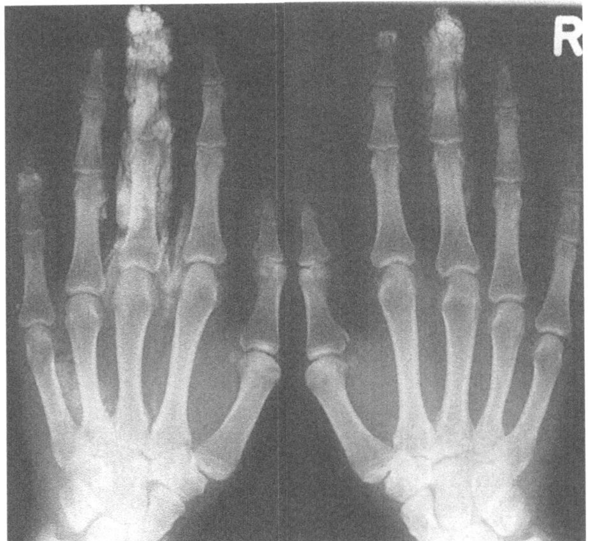

Abb. 11 a, b. 40jähriger männlicher Patient, jahrelang Schluckbeschwerden, Hautindurationen, Teleangiektasien, Raynaud-Symptomatik. *Befund:* a Ösophagus-Doppelkontrast: Auch ohne besondere Hilfsmittel sehr guter Doppelkontrast. Starrer Ösophagus ohne peristaltische Welle unter DL. b Hände beidseits in einer Ebene: Weichteilschwund, verminderter Yune-Index; ausgeprägte Calcinosis interstitialis, insbesondere D III beidseits (Weichteilmantel an der Fingerkuppe muß mindestens ein Viertel der Breite der Basis der Endphalanx betragen). *Beurteilung:* Ösophaguswandstarre bei Sklerodermie und Calcinosis interstitialis, *CREST*-Syndrom (*C*alcinosis *R*aynaud *E*sophagus *S*klerodermie *T*eleangiektasien)

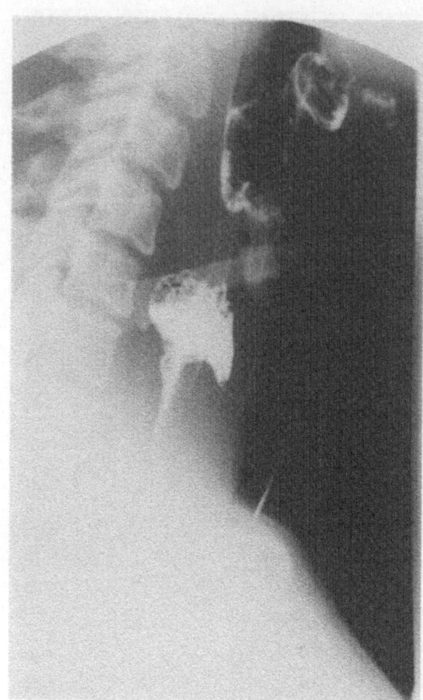

Abb. 12. 45jährige Patientin, bekanntes Ösophaguskarzinom im oberen Ösophagusdrittel. *Befund:* Liegende Magensonde, die Restlumen beinahe komplett okkludiert; KM staut sich oberhalb des Tumors und führt zur Aspiration

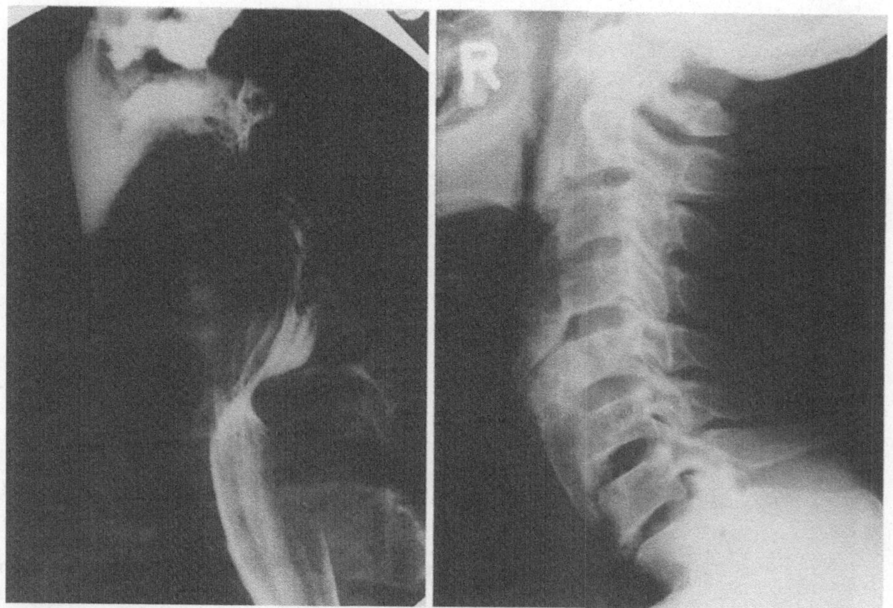

a   b

Abb. 13 a, b. 50jähriger männlicher Patient, Schluckbeschwerden nach Unterkieferfraktur. *Befund:* Schluckakt mit Verlagerung des oberen Ösophagus nach links; großbogige Impression von dorsal (**a**); in der seitlichen HWS-Aufnahme ausgeprägte ventrale knöcherne Überbrückung (CWK 3–7) (**b**). *Beurteilung:* Charakteristischerweise Zwischenwirbelräume nicht verengt, *DISH* (Diffuse *I*diopathische *S*klerosierende *H*yperostose; Morbus Forestier)

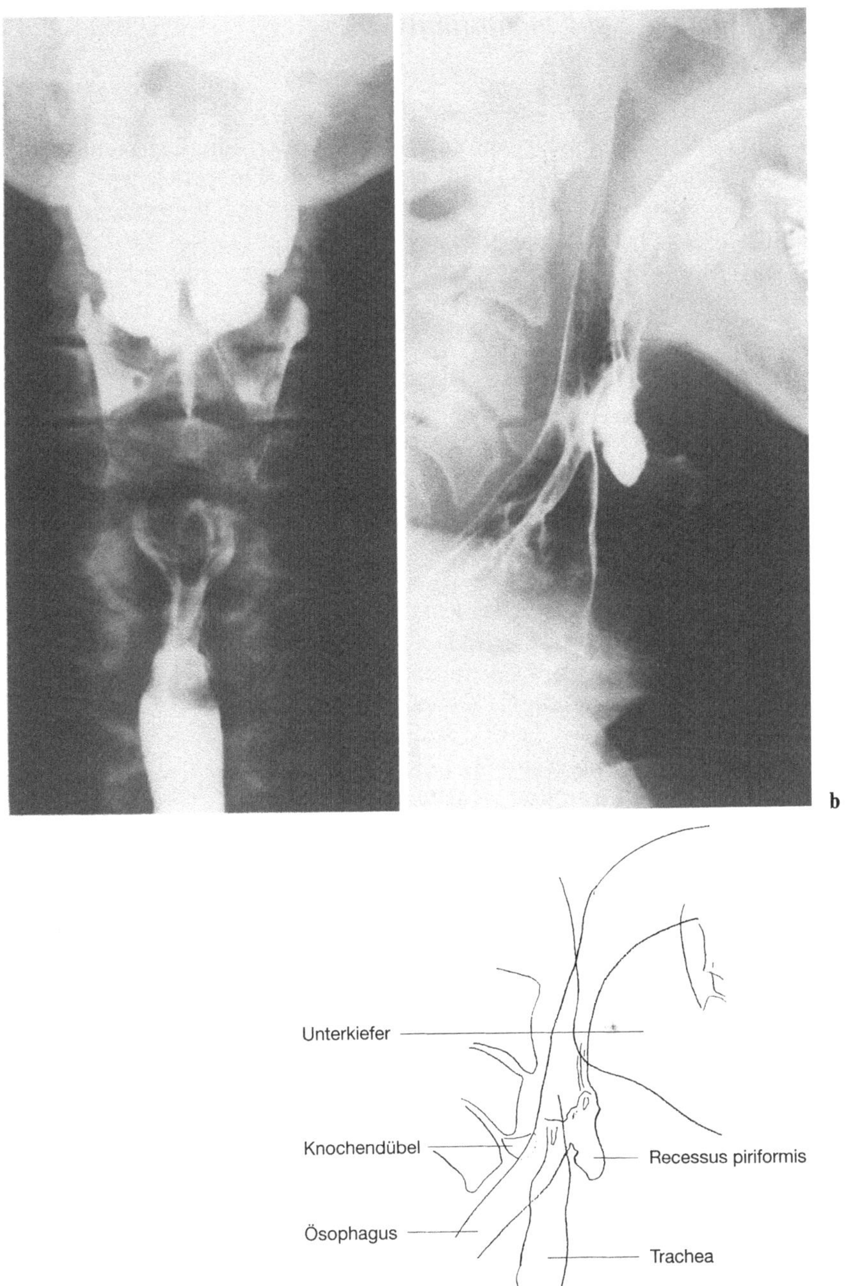

Abb. 14a, b. 57jähriger männlicher Patient; Zustand nach Choward-OP HWK 3/4 mit Verblockierung dieses Segments, Dislokation des Knochendübels nach ventral; jetzt Dysphagie. *Befund:* P.a. symmetrisch unauffälliger Schluckakt (**a**); auf der Seitaufnahme (**b**) zeigt sich eine Impression von dorsal; KM-Depot in Valleculae. *Beurteilung:* Durch Kompression bedingte Dysphagie

Unregelmäßiges Schleimhautmuster

> Normale Längsfalten erscheinen unterbrochen oder kommen nicht mehr zur Darstellung; die Schleimhaut erscheint im Doppelkontrast nicht homogen, sondern gefeldert. Die Außenkonturen verdämmern oder sind gezähnelt.

Charakteristisch:
- Ösophagitis
  - korrosiv
  - Zustand nach Intubation
  - peptisch (Abb. 15)
  - opportunistische Infektion
- Varizen

Selten:
- Kaposi-Sarkom
- Acanthosis
- Superfizielles Karzinom
- Morbus Behçet
- Morbus Crohn
- Eosinophile Ösophagitis
- Zystische Ösophagitis
- Epidermolysis bullosa
- Granulomatöse Ösophagitis (Tbc, Histoplasmose)
- Leukoplakie
- Lymphom/Lymphfollikel
- Papillomatose
- Pemphigus
- Radiatio
- Sklerodermie

Abb. 15. 57jähriger männlicher Patient, Sodbrennen. *Befund:* Unregelmäßige Wandkontur, insbesondere in den dorsalen Anteilen; weiter kranial diskretes lineares KM-Depot mit Faltenkonvergenz. *Beurteilungen:* Ausgeprägte Refluxösophagitis mit mehreren Ulzerationen an der dorsalen Ösophaguswand; die lineare Formation entspricht einem narbig abgeheilten großen Ulkus

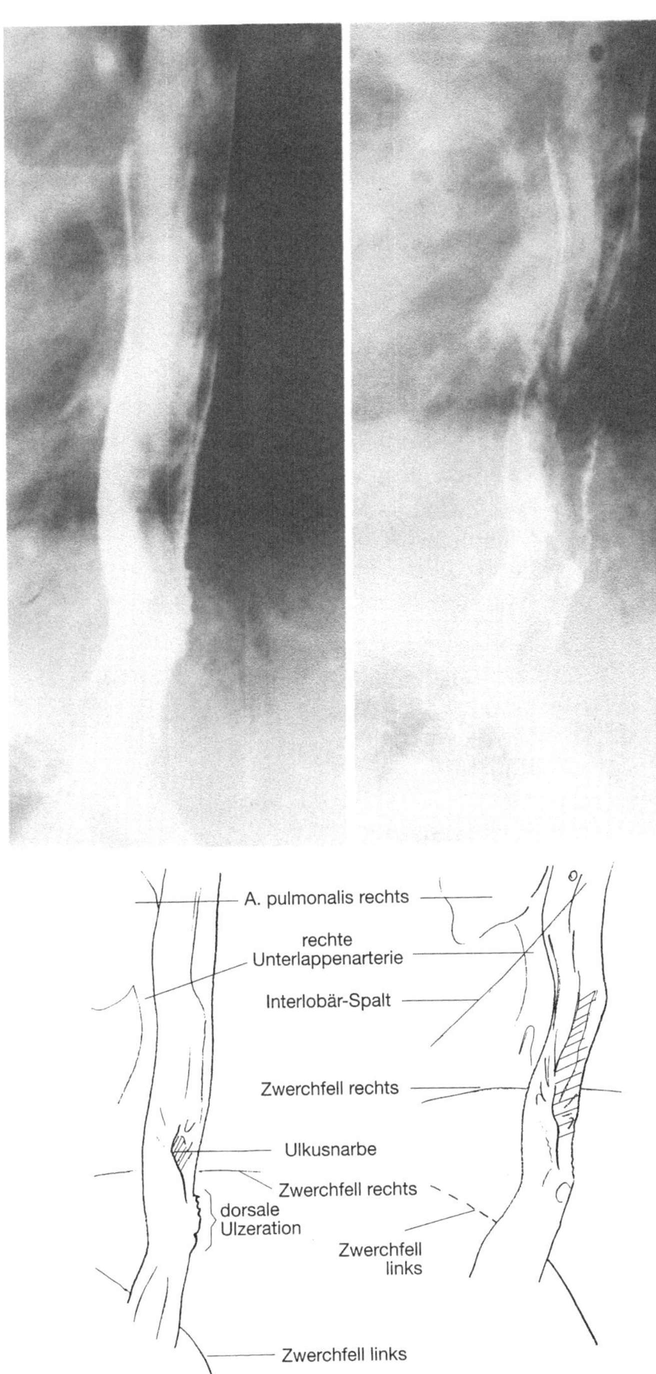
A. pulmonalis rechts
rechte
Unterlappenarterie
Interlobär-Spalt
Zwerchfell rechts
Ulkusnarbe
Zwerchfell rechts
dorsale
Ulzeration
Zwerchfell
links
Zwerchfell links

Ulzeration

> Kontrastmitteldepot, das im tangentialen Strahlengang als Ausbuchtung
> der normalen Wandbegrenzung zur Darstellung kommt; oft von mehr oder
> weniger ausgeprägter randständiger Schleimhautschwellung begleitet.

Charakteristisch:
- Karzinom, exulzeriert
- Barrett-Syndrom
- CMV-Ösophagitis (Abb. 16)
- Herpes-Ösophagitis
- Candida-Ösophagitis
- Refluxösophagitis, peptischer
  Ösophagus (Abb. 17)
- Säure- oder Laugenverätzungen
- Kaposi-Sarkom, ulzerierend (Abb. 18)

Selten:
- Korrosive Erosion
  (z. B. medikamenteninduziert) (Abb. 19)
- Tetrazykline (Aspirin, Chinidin)
- Morbus Crohn
- Radiatio
- Tbc
- Histoplasmose

Cave:
- Pseudoulzerationen, z. B. Candida-Ösophagitis;
  fibrinartige Auflagerungen scheinen der normalen
  Ösophaguswand zu entsprechen, Areale ohne
  Auflagerungen täuschen Ulzerationen vor.
- Pseudodivertikulose (Abb. 20)

Abb. 17. 52jähriger männlicher Patient, retrosternal Schmerzen. *Befund:* Ösophagus im
Monokontrast: In Bildmitte konstante Engstellung mit KM-Depot; an ventraler Ösophaguswand unregelmäßiges Relief. *Beurteilung:* Barrett-Ösophagus mit Ulkus, mit großer Wahr-
scheinlichkeit auf dem Boden einer Refluxösophagitis

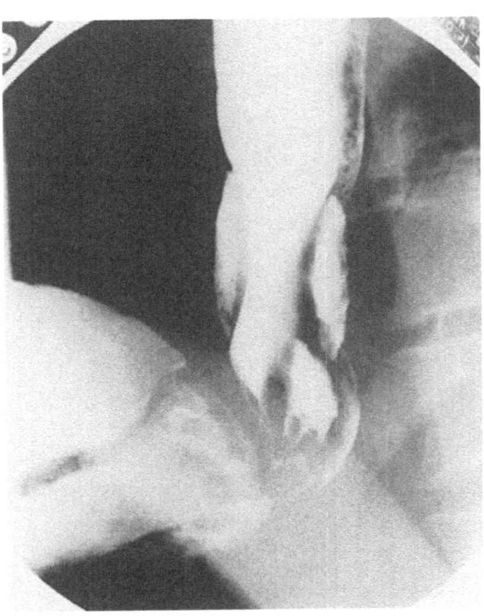

Abb. 16. 38jähriger männlicher Patient, homosexuell, HIV seit 7 Jahren bekannt, jetzt Stadium Aids; anhaltende stechende retrosternale Schmerzen (gleicher Patient wie in Abb. 53 a, b). *1. Befund:* Spindelförmige KM-Depots im distalen Ösophagus durch breite Aufhellungsstreifen vom normalen, scheinbar eingeengten Lumen getrennt. *Beurteilung:* Typisches Bild mit großen Ulzerationen bei CMV-Ösophagitis

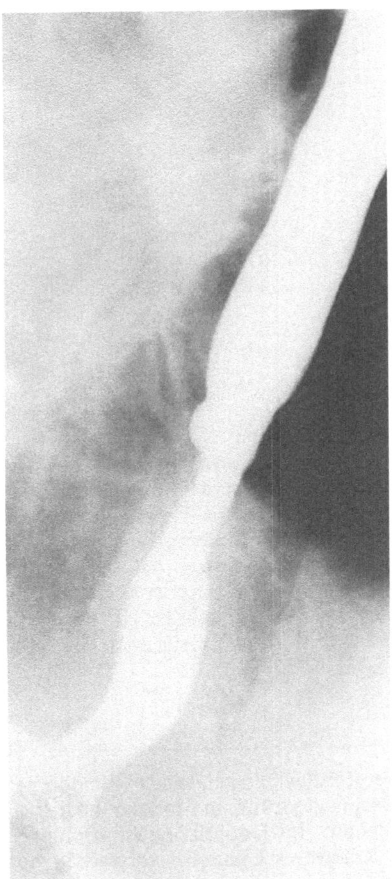

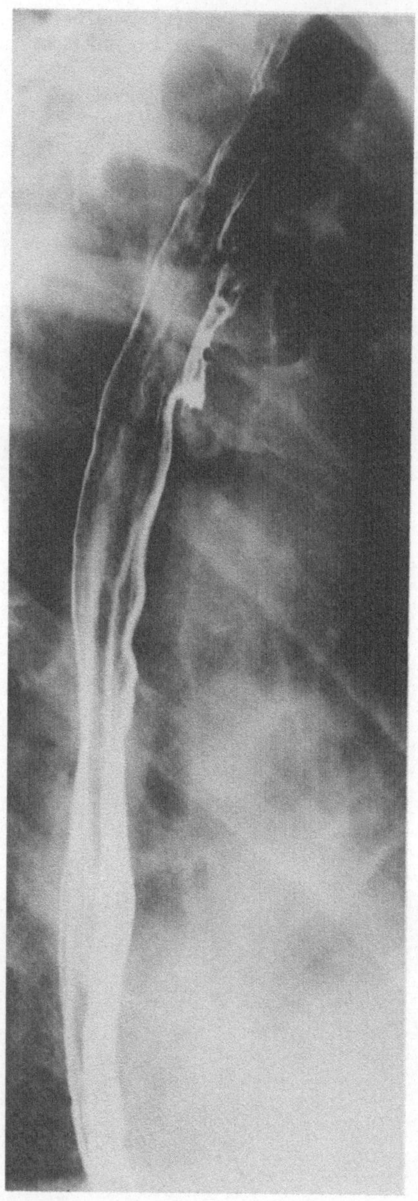

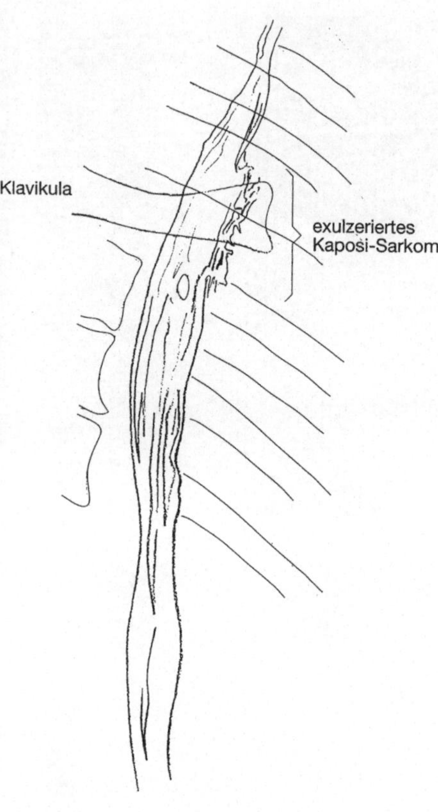

Abb. 18. 46jähriger männlicher HIV-positiver Patient ohne Beschwerden. *Befund:* Unregelmäßigkeit der vorderen Ösophaguswand im oberen Drittel mit Stufenbildung und ca. 4–5 cm langem KM-Depot mit zerklüftetem Grund. *Beurteilung:* Exulzeriertes Kaposi-Sarkom des oberen Ösophagus bei HIV-positivem Patienten (histologisch gesichert)

Abb. 19. 70jährige Patientin; Laugenverätzung in der Kindheit; Zustand nach Fremdkörperentfernung (Aspirintablette). *Befund:* Im oberen Ösophagusdrittel im Monokontrast trichterförmige Einengung; relieflose Ösophagusschleimhaut. Im Doppelkontrast kommt ein kleines KM-Depot zur Darstellung. *Beurteilung:* Korrosives Ulkus bei vorgeschädigtem Ösophagus (Stenose nach früherer Verätzung)

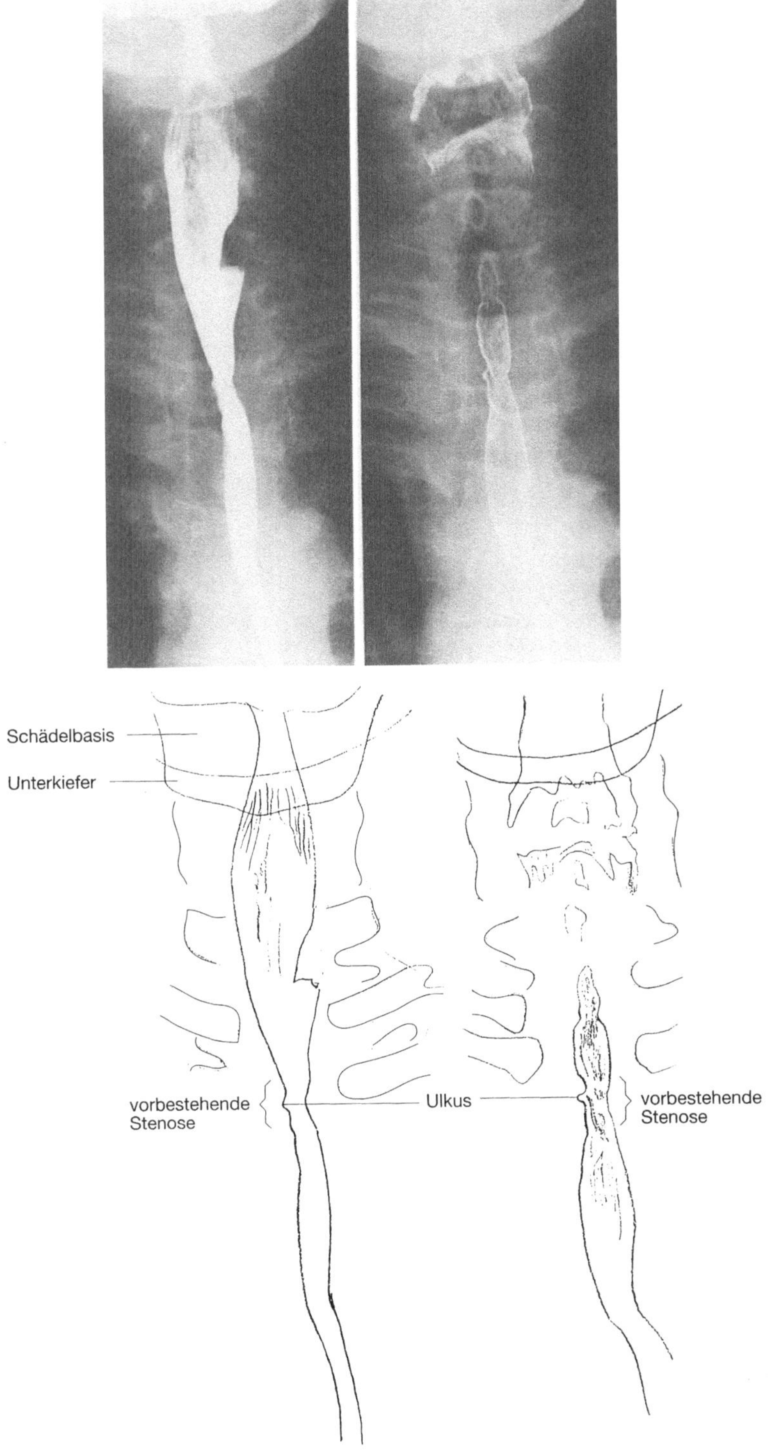
Schädelbasis
Unterkiefer
vorbestehende
Stenose
Ulkus
vorbestehende
Stenose

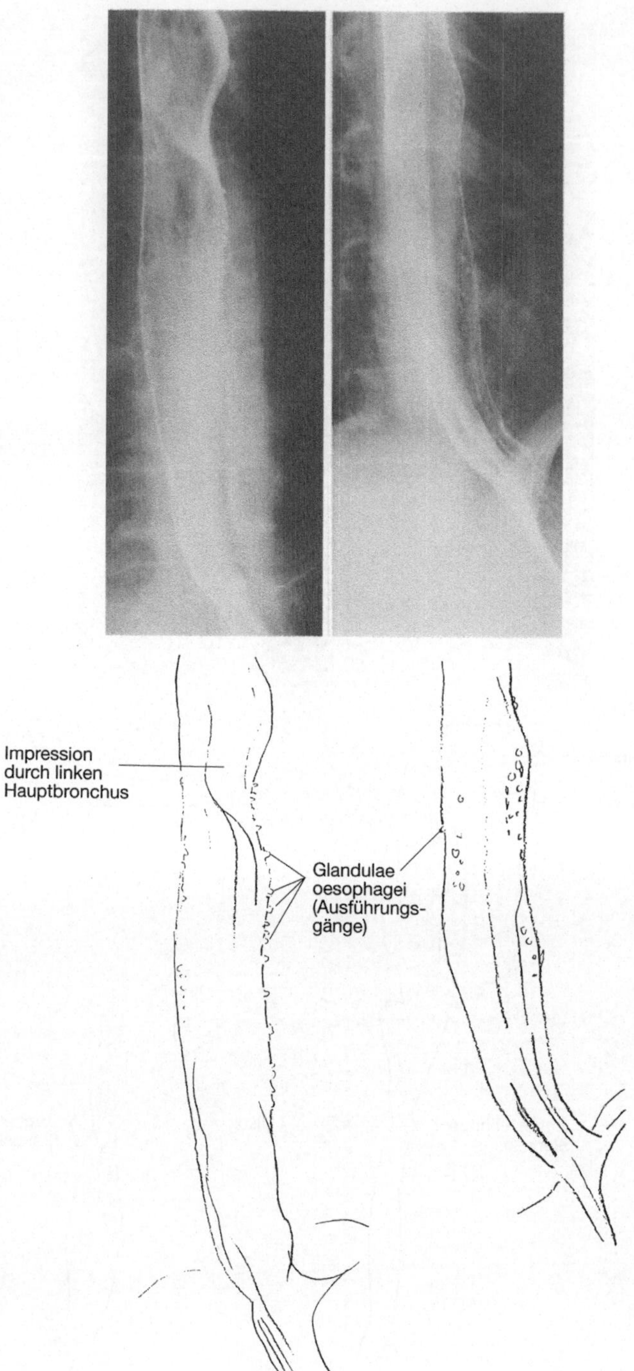
Impression
durch linken
Hauptbronchus
Glandulae
oesophagei
(Ausführungs-
gänge)

Füllungsdefekt

> Kontrastmittelaussparung, die im tangentialen Strahlengang eine Kontur-
> unterbrechung mit Lumeneinengung bewirkt. Teilweise besser im Reliefbild
> erkennbar.

Charakteristisch:	– Karzinom
	– Kaposi-Sarkom
	– Bronchialneoplasma (per continuitatem)
	– Papillom
	– Polyp
	– Varizen
Selten:	– Abszeß
	– Angiom
	– Lymphom
	– Lipom
	– Melanom
	– Metastasen
	– Magenschleimhautprolaps
Cave:	– Luftblase (Abb. 21)
	– Fremdkörper (Fleischbrocken? Abb. 22)

Abb. 20. 44jähriger männlicher Patient, retrosternale Schmerzen. *Befund:* Multiple, steck-
nadelkopfgroße KM-Depots im mittleren und unteren Ösophagusdrittel; im tangentialen
Strahlengang erscheinen die Depots als stippchenförmige KM-Anreicherungen, die den
aufgeweiteten Glandulae ösophagei (Schleimdrüsen) entsprechen; endoskopisch unauffällig.
Beurteilung: Pseudodivertikulose bei milder Form der Refluxösophagitis

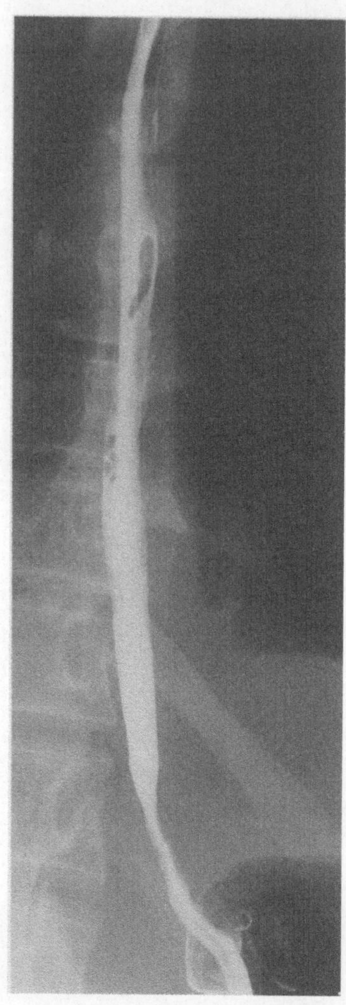

Abb. 21. 34jähriger männlicher i.v.-drogenabhängiger Patient, HIV-positiv, disseminiertes Kaposi-Sarkom der Haut; Abklärung einer gastrointestinalen Beteiligung. *Befund:* Multiple KM-Aussparungen im mittleren Ösophagus; glatt begrenzte, scharfe Kontur. Unter DL Form-, Größen- und Lageveränderung; Nebenbefund: Pleuraerguß. *Beurteilung:* Luftblasen

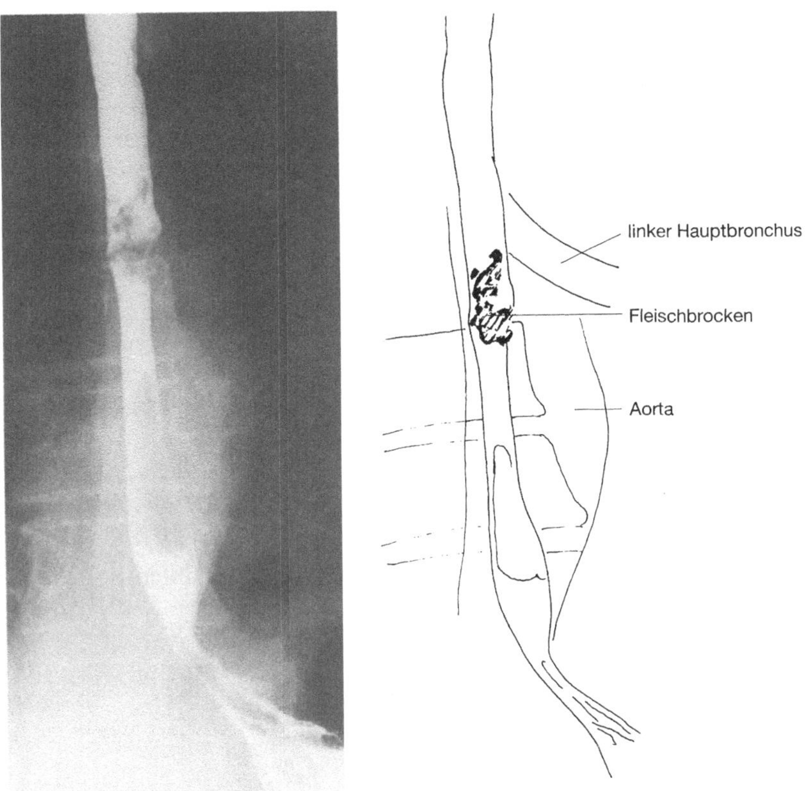

Abb. 22. 55jähriger männlicher Patient; Zustand nach Ösophagusverätzung in Kindheit, jetzt Globusgefühl. *Befund:* Im Monokontrast diskrete langstreckige Stenose am Übergang vom mittleren zum unteren Ösophagusdrittel; linksseitige Ösophaguskontur über 1,5 cm unterbrochen; von hier aus polypöse KM-Aussparungen im Ösophaguslumen. Deutliche Passagebehinderung des KM unter DL. *Beurteilung:* Endoskopisch entfernter Fleischbrocken. Kein zusätzlicher Tumor, bekannte langstreckige Stenose

Divertikel

Ausstülpung der Ösophaguswand, in der je nach Größe mehr oder weniger Kontrastmittel bzw. Speisebrei retiniert wird. Es bleibt radiologisch immer ein Kontakt zum kontrastierten Lumen.

Charakteristisch:

Oben:	– Zenker-Divertikel (Pulsation) (Abb. 23 a, b)
	– Laterale Pharynxtasche (persistierender Kiemenbogen)
	– Traktionsdivertikel (besonders nach Oberlappenresektion)
Mitte:	– Kongenital
	– Traktionsdivertikel (Bronchiallymphknoten)
	– Pulsationsdivertikel (Abb. 24)
Unten:	– Epiphrenisches Divertikel (Abb. 25 u. 26)
	– Postoperativ
	– Falsches Divertikel nach Perforation bei peptischem Ulkus
Diffus:	– Intramurale Divertikulose

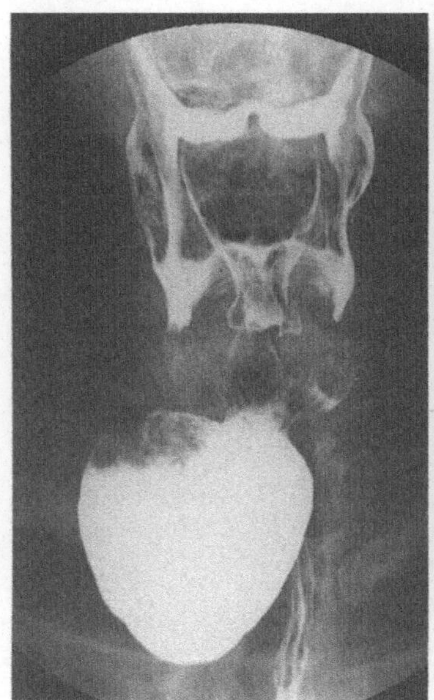
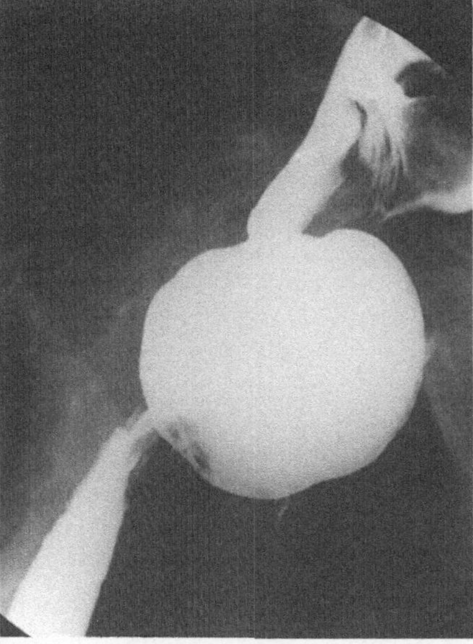

a   b

Cave: – Pseudodivertikulose (zystische Auftreibungen
der Ausführungsgänge der Glandulae oesophageae),
(Abb. 27)

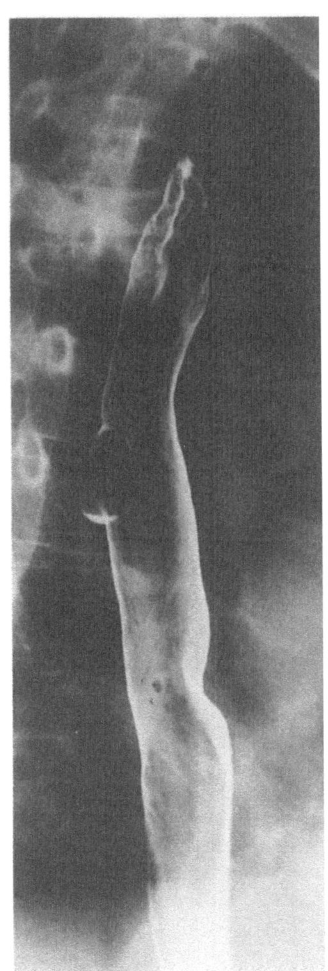

Abb. 24. *Befund:* Ösophagus im Doppelkontrast:
bogige Ausbuchtung der rechten Wand in Höhe des
Aortenbogens (Verkalkung!), kleiner KM-Spiegel.
Beurteilung: Bogige Kontur spricht für Pulsationsdivertikel; allerdings beobachtet man, daß die zunächst „klassischerweise" spitz ausgezogenen Traktionsdivertikel sich im Laufe der Zeit sekundär zu
rundlichen Pulsationsdivertikeln umformen. Die
Lokalisation wird in diesem Fall maßgeblich sein für
die Diagnose „Traktionsdivertikel"

<hr>

Abb. 23a, b. 59jähriger männlicher Patient; Foetor ex ore, Regurgitationen. *Befund:* Schluckakt a.-p. (**a**) und schräg (RAO) (**b**). Regelrechte Kontrastierung des Hypopharynx mit
aufgeweitetem Recessus piriformis. Doppelkontrastdarstellung der Stimmlippen (Aspiration!); oberer Ösophagus durch ca. 7 cm großes KM-Depot überlagert; KM-Aussparung
innerhalb dieses Depots. *Beurteilung:* Großes Zenker-Divertikel mit Kompression des oberen
Ösophagus, die zu Schluckstörungen und Aspiration führt. KM-Aussparung im Depot
entspricht retiniertem Speisebrei

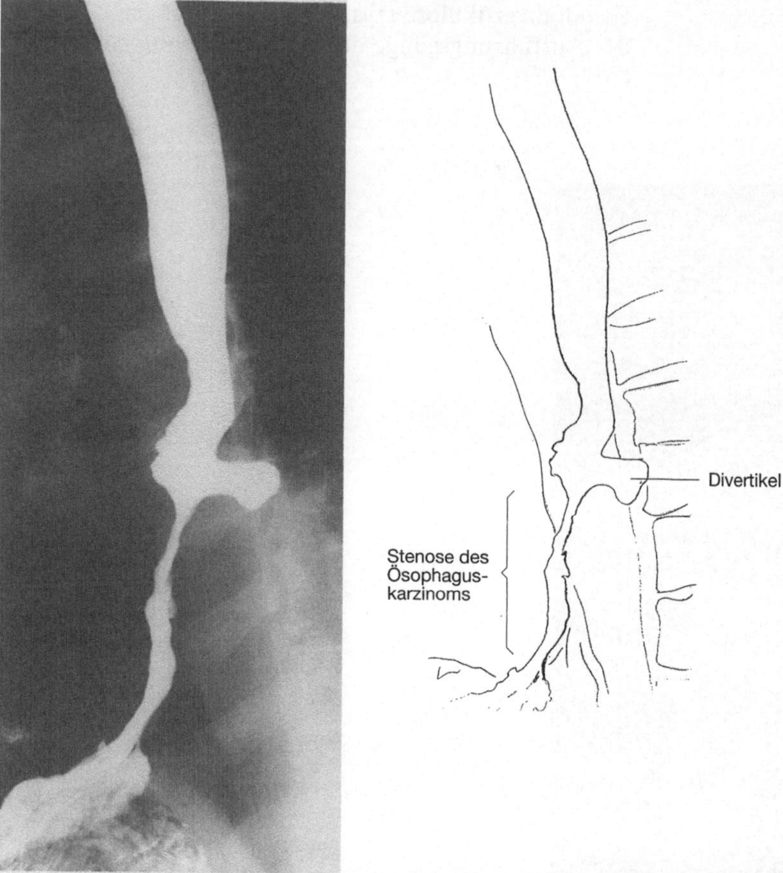

Abb. 25. 52jähriger männlicher Patient, retrosternales Brennen, besonders nachts. *Befund:* Ösophagus im Monokontrast: KM-Depot, Engstelle in Bildmitte; weiter kaudal unregelmäßige Begrenzung der KM-Säule; hier deutlich erkennbares Fundusfaltenrelief sowie Zwerchfell. *Beurteilung:* Epiphrenisches Divertikel, daran anschließend 9 cm lange Stenose; diese wurde zunächst als stenosierte peptische Stenose bei Refluxösophagitis mit der Differentialdiagnose eines malignen Prozesses beschrieben; wie sich später herausstellte, lag eine Stenose bei Ösophaguskarzinom vor

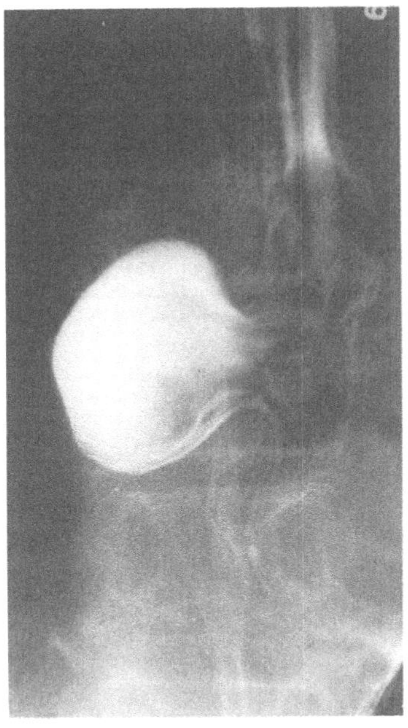

Abb. 26. 48jähriger männlicher Patient. *Befund:* Ca.
4 cm große KM-Anreicherung mit breitbasiger Verbindung zum Ösophaguslumen. *Beurteilung:* Großes
epiphrenisches Pulsationsdivertikel

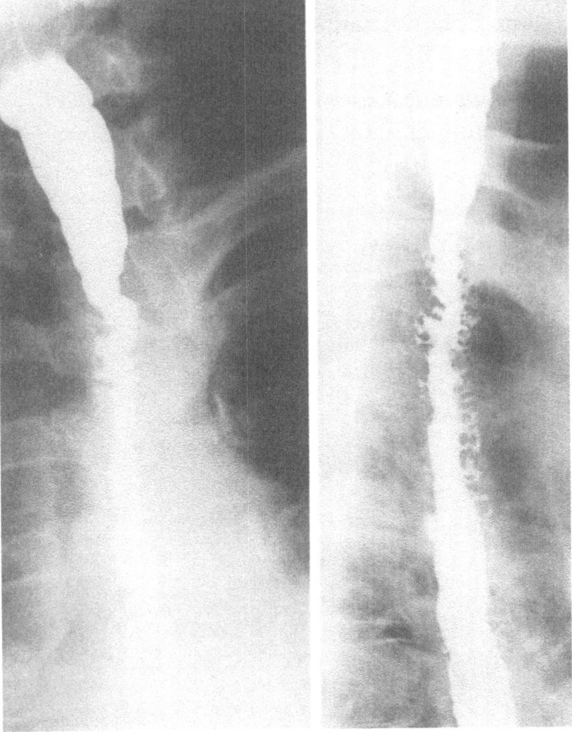

Abb. 27. 63jähriger männlicher Patient; retrosternal
schwerste Schmerzen. *Be-
fund:* Unregelmäßig kontu-
rierte Ösophaguswand im
Übergang vom oberen zum
mittleren Drittel beginnend;
fistelartige KM-Austritte,
die sich zur Peripherie hin
aufweiten; kakteenartiger
Aspekt. *Beurteilung:* Pseudodivertikulose bei schwerer
Ösophagitis. (Diese Aufnahme verdanken wir Dr. Stirn-
weis, Bamberg)

Kontrastmittelaustritt

> Meist fadenförmige Kontrastmitteldepots, die über die normale Wandkontur hinausgehen und dann persistieren. Kontrastmitteldepots bei Ulzerationen oder Erosionen hingegen persistieren nicht. Gegebenenfalls Kontrastierung anderer anatomischer Strukturen (z. B. Bronchus).

Charakteristisch:
- Fisteln (angeboren mit/ohne Atresie)
- Karzinomzerfall (Abb. 28)
- Mechanische Perforation

Selten:
- Abszeß (pulmonal/mediastinal)
- Aktinomykose
- Korrosive Ösophagitis
- Morbus Crohn (Abb. 29)
- Perforiertes Divertikel
- Radiatio (Abb. 30)
- Lymphom
- Ruptur (Boerhaave-Syndrom/iatrogen, s. Abb. 82)
- Granulomatöse Entzündung (Tbc, Histoplasmose)
- CMV (Abb. 31)

Cave:
- Verwechslung mit Aspiration
- externe Kontamination (Abb. 32)

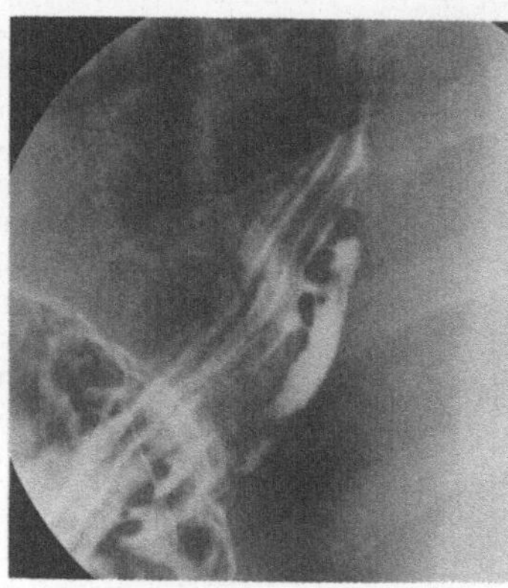

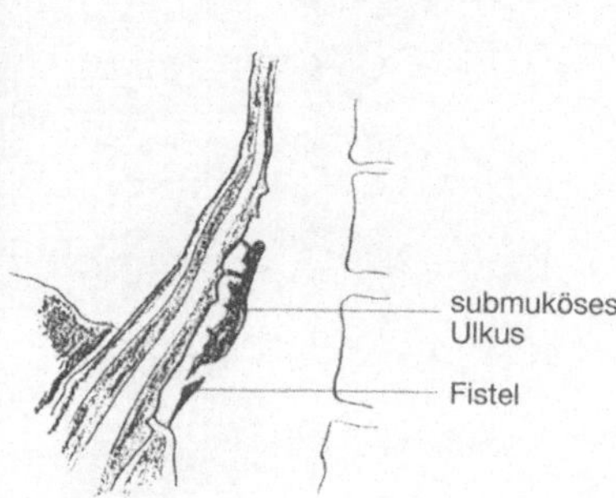

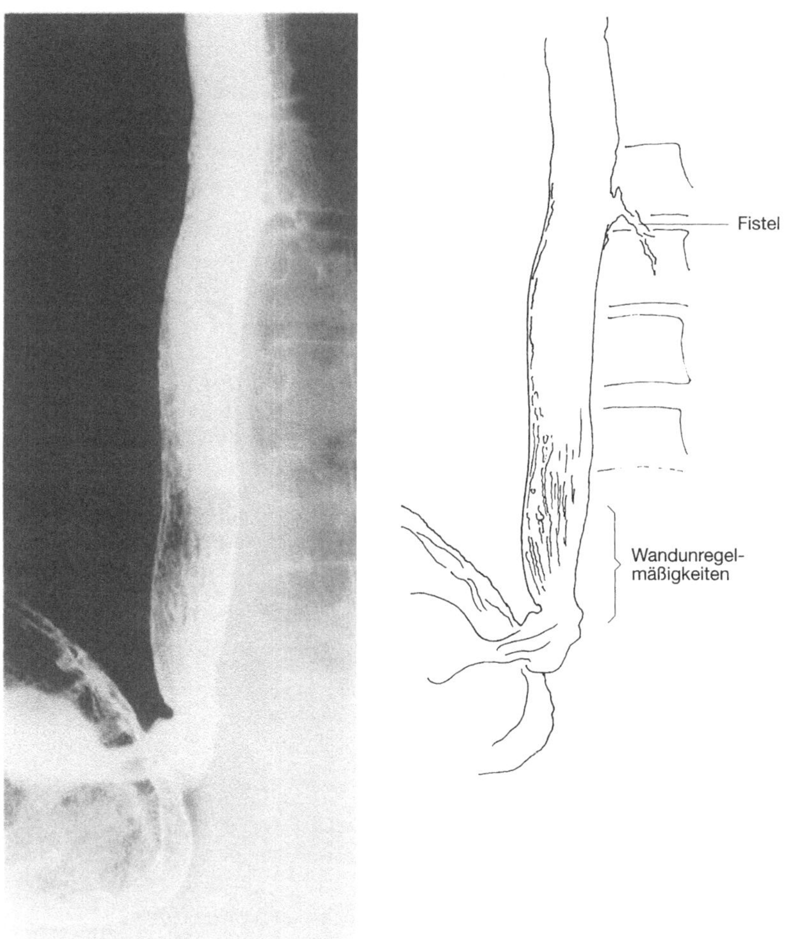

Abb. 28. 70jähriger männlicher Patient, Kachexie unklarer Genese; in MDP Verdacht auf
zirrhuskarzinom des Magens. *Befund:* Im Bereich der gesamten Schleimhaut homogene
¹derung mit unregelmäßiger Wand im mittleren Drittel; Fistel zum linken Hauptbronchus
KM-Übertritt. Wandunregelmäßigkeit im Bereich der dorsalen Ösophaguswand ober-
ʲer Kardia. *Beurteilung:* Refluxösophagitis mit Fistelbildung zum linken Hauptbron-
ʲermutlich durch Metastaseneinbruch eines Lymphknotens

Abb. 29. 30jähriger männlicher Patient, Dysphagie; endoskopisch rotgefleckte Ösophagusschleimhaut. *Befund:* Im distalen Ösophagus zeigt sich direkt oberhalb der Kardia eine
konstante lineare KM-Straße mit mehreren Querverbindungen (Brückenpfeiler) zum Lumen.
Beurteilung: Morbus Crohn des terminalen Ösophagus (Rarität). Kragenknopfulzera im
vestibulären Teil des Ösophagus, die submukös zusammenfließen und eine Fistel zur Kardia
bilden

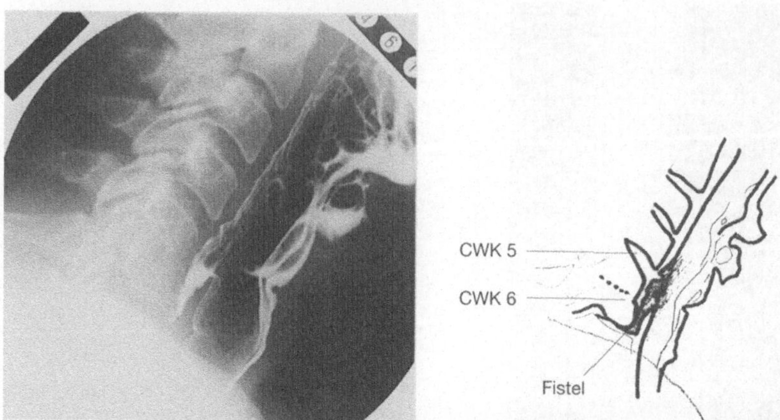

Abb. 30. 55jährige Patientin, Zustand nach Mesopharynxoperation und Radiatio; Spondylodiszitis. Starke Bewegungseinschränkung im Segment CWK 5/6. *Befund:* Streng seitlich eingestellte Aufnahme. Breiter KM-Austritt nach dorsal; nach kaudal in den Intervertebralraum CWK 6/7 einstrahlend. Intervertebralraum CWK 5/6 aufgehoben, entsprechende Grund- und Deckplatten nicht mehr abgrenzbar. *Beurteilung:* Dorsale (radiogen bedingte?) Fistelbildung in den Zwischenwirbelraum bei Spondylodiszitis CWK 5/6 und 6/7

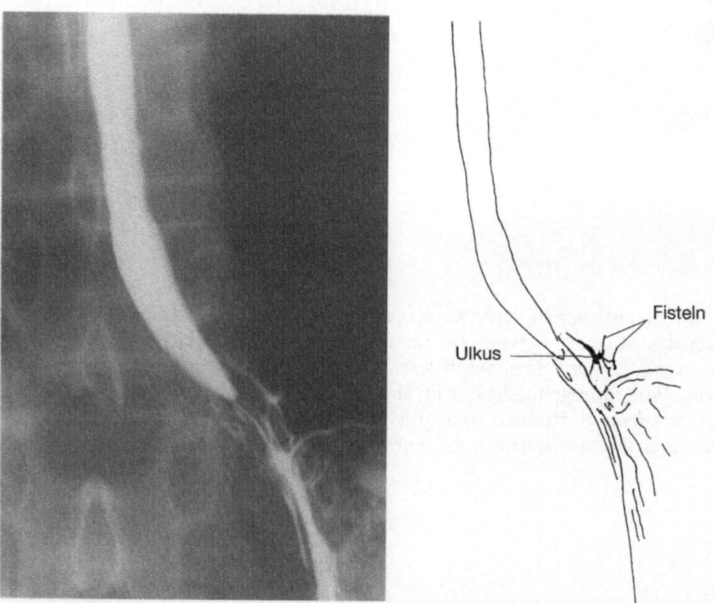

Abb. 31. 30jähriger männlicher Patient, HIV seit 1985 bekannt. Zustand nach Pneumocystis-carinii-Pneumonie; CMV-Riesenulkus im Magen gesichert; zusätzlich großes CMV-Ulkus im distalen Ösophagus mit ausgeprägter Schwellung; Kontrolle nach Therapie. *Befund:* Atypisch bogig verlaufende feine KM-Straße oberhalb des His-Winkels. *Beurteilung:* Schwellung der Schleimhaut am gastroösophagealen Übergang, nur noch kleines zentrales Ulkus mit angrenzendem Fistelbau

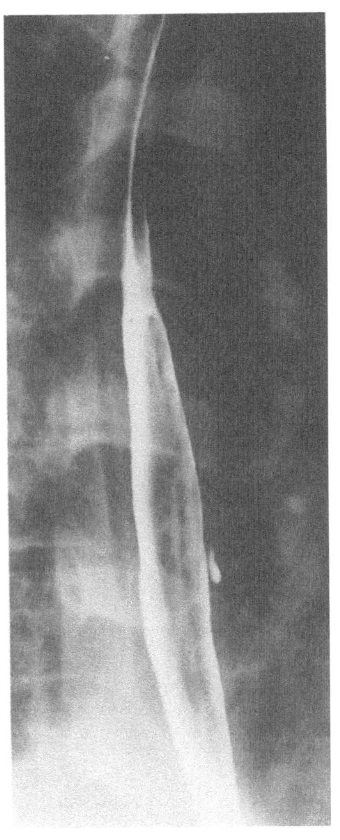

Abb. 32. 34jähriger männlicher i.v.-drogenabhängiger Patient, disseminiertes Kaposi-Sarkom der Haut; Abklärung einer gastrointestinalen Beteiligung (Screening-Untersuchung). *Befund:* Im Bereich des mittleren Ösophagus tropfenförmige KM-Anreicherung außerhalb des Lumens; keine Verbindung zur KM-Säule. *Beurteilung:* Unter rotierender DL Vergrößerung des Abstands zwischen Depot und Ösophaguslumen. Externe KM-Kontamination

Einengung

Verschmälerung des Ösophaguslumen außerhalb der 3 Ösophagusengen:

1. Kurzstreckige Einengung:

Darunter verstehen wir eine diaphragmaähnliche Einengung oder eine Einengung, deren Längsausdehnung die halbe Weite des Ösophaguslumens nicht überschreitet.

Charakteristisch: – „Web" (Abb. 33 und 34)
                     – Plummer-Vinson-Syndrom (s. Abb. 34)
                     – Spasmen
                     – Atresie
                     – Tumoren

Selten: – Kartilaginärer Ring

Cave: – Schatzki-Ring
            – Hiatushernie

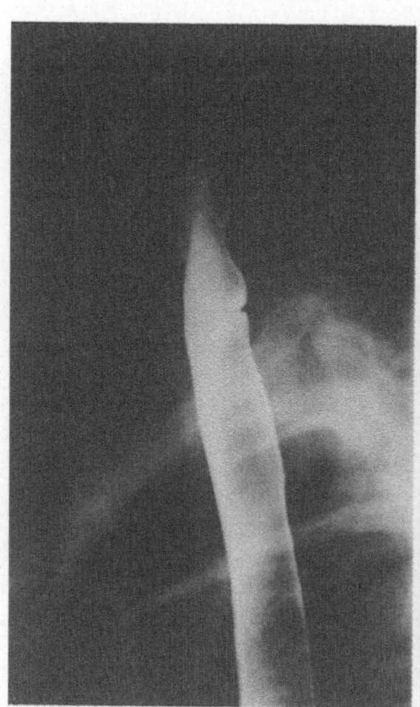
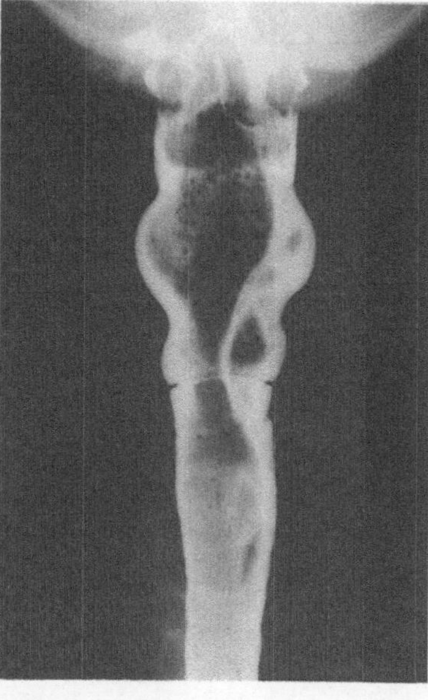

33

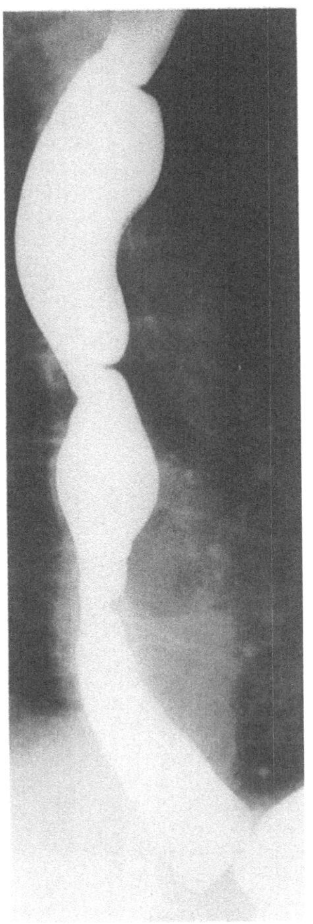

Abb. 34. 71jährige Patientin. *Befund:* Ösophagus im Monokontrast. Segelförmige KM-Aussparung im Bereich der oberen Thoraxapertur; eine 2. in Höhe Trachealbifurkation. Weiter unten gelegene scheinbare Einengung ist nicht konstant. *Beurteilung:* „Web" bei Plummer-Vinson-Syndrom

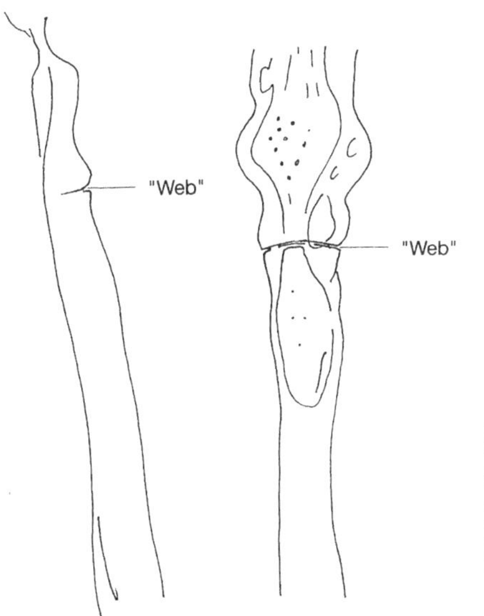

Abb. 33. 24jähriger männlicher Patient, Schluckstörungen, besonders bei festen Speisen. *Befund:* Ringförmige KM-Aussparung, die im tangentialen Anteil als 2 mm breite Einkerbung der lateralen Ösophaguswand imponiert. *Beurteilung:* „Web"

2. Langstreckige Einengung

Eine Einengung, deren Längsausdehnung mehr als die halbe lichte Weite des Ösophaguslumens beträgt, meist zirkulär.

Charakteristisch: – Peptische Stenosen
                    – Tumorstenosen
                    – Verätzung (Abb. 35)

Selten: – Morbus Crohn

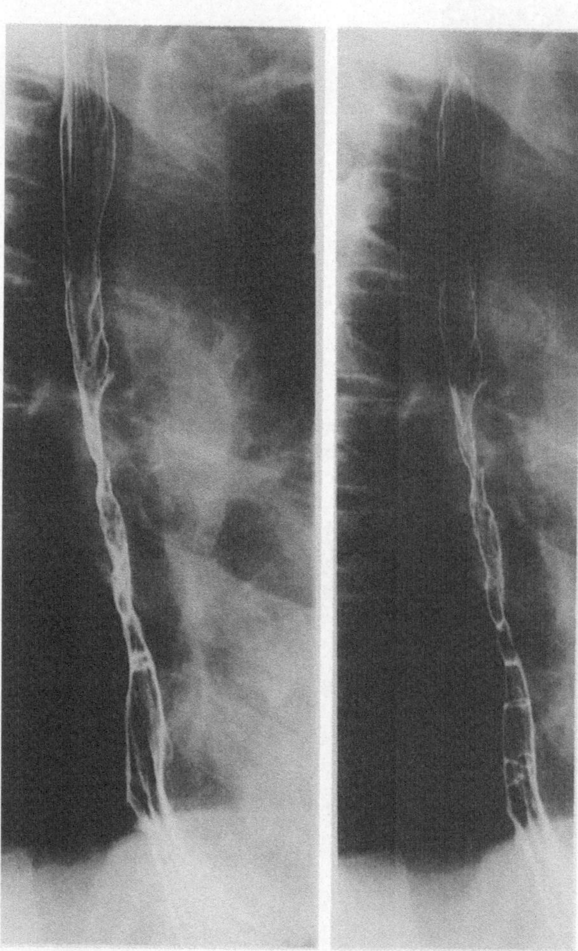

Abb. 35. 42jähriger männlicher Patient, Salzsäureverätzung vor 25 Jahren; bougiert sich selbst. *Befund:* Langstreckige Stenose des unteren Ösophagusdrittels; im enggestellten Segment unregelmäßige Schleimhaut. Stärker ausgeprägte Stenose im mittleren Drittel. *Beurteilung:* Langstreckige Stenose mit Ösophagitis im mittleren Drittel; (radiologisch ist die Ösophagitis vom Tumor nicht zu trennen)

3. Impression

Einengung des Lumens, bei der die Längsausdehnung größer ist als die Tiefe der Impression. Allmählicher Übergang mit stumpfen Winkel zur normalen Ösophaguswand. Die Einengung ist zudem meistens unilateral.

Charakteristisch:
- Krikopharyngealer Muskel (Normvariante)
- Lymphknoten (Abb. 36)
- Abszeß
- Hämatom
- Spondylophyt, Kyphose
- Raumforderung der Schilddrüse
- Neoplasie bei Trachea/Pharynx
- Herzvergrößerung (besonders linker Vorhof)
- Aneurysmen
- Hiatushernie (paraösophageal)
- Perikardzysten/-erguß
- Bronchialkarzinom
- Neurinom
- Gefäßanomalien [rechte Subklavia = A. lusoria (Abb. 37), rechts absteigende Aorta, Aortendoppelung, Koarktation

Selten:
- Aneurysma oder Elongation der Karotis
- Tumor der Nebenschilddrüsen
- Lungensequester

Cave:
- Submuköse Tumoren haben auch einen sanften Übergang, aber es zeigt sich eine ausgeprägtere Tiefenausdehnung (Abb. 38)
- Aortenknopf, Truncus brachiocephalicus (Abb. 39)
- Linker Hauptbronchus

4. Tumorartige Einengung

Scharfrandig in das Ösophaguslumen hineinragender Füllungsdefekt. Der Winkel zur Ösophaguswand ist spitz. Die Tiefenausdehnung ist oft größer als die Längsausdehnung.

Auftreten:
- Plattenepithelkarzinom (am häufigsten)
- Adenokarzinom (gastroösophagealer Übergang)
- Metastasen
- Gutartige Tumoren (selten) (s. Abb. 38)

Die scharfrandig in das Ösophaguslumen hineinragenden Füllungsdefekte weisen oft eine unregelmäßige, gelegentlich ulzerierende Oberfläche auf. Wenn diese Ulzerationen zentral sind, sollte man in erster Linie an ein Leiomyom denken.

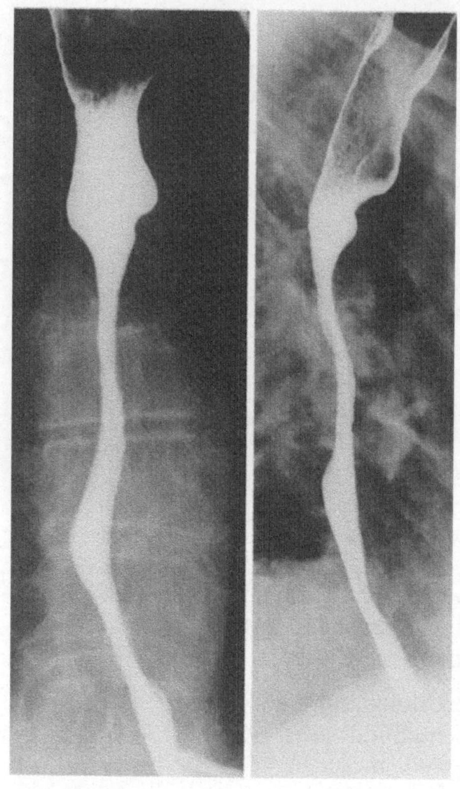

Abb. 36. 60jähriger männlicher Patient. Akute lymphatische Leukämie, Rezidiv; seit 2 Wochen progrediente Schluckbeschwerden. *Befund:* Ösophagusmonokontrast; ca. 10 cm lange trichterförmige Einengung. *Beurteilung:* Kompression von außen durch mediastinale Lymphknotenpakete

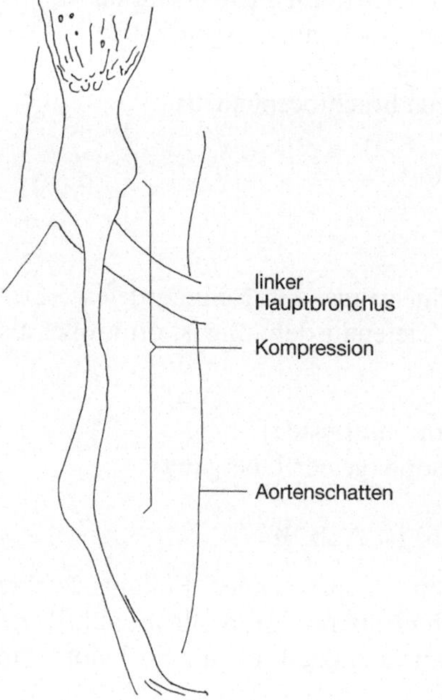

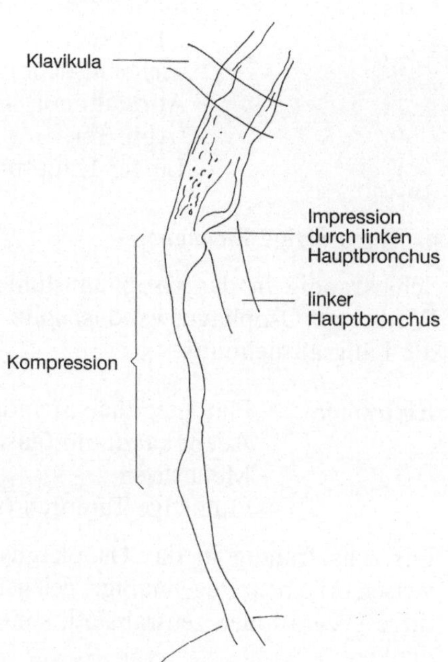

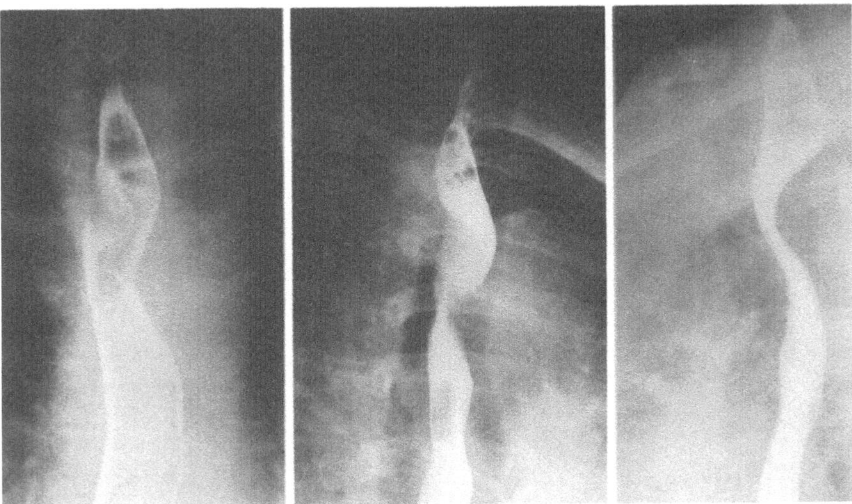

Abb. 37. 65jährige Patientin. *Befund:* Bogige Impression von dorsal (im Bild ganz rechts); in p. a.- und Schrägaufnahme zeigt sich eine ca. 2 cm breite bandförmige KM-Aussparung, die von links unten nach rechts oben verläuft. *Beurteilung:* Dorsale Impression durch aberrierende A. subclavia dextra bei Arcus aortae sinister. (Selbst lange bestehende, z. B. angeborene, Anomalien dekompensieren oft erst im Alter bei hinzutretenden anderen Schädigungen, Dysphagia lusoria)

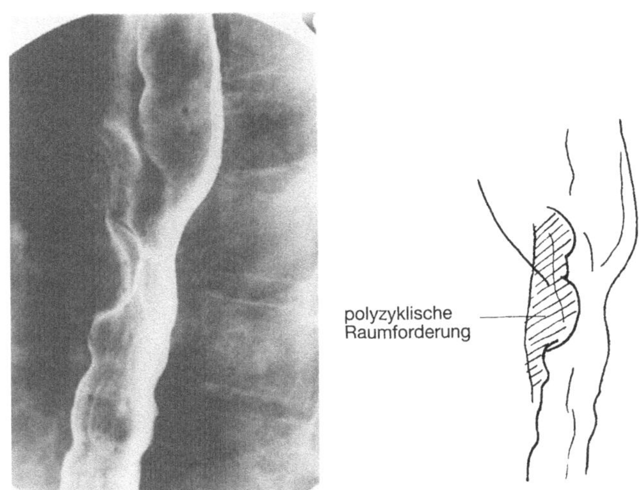

Abb. 38. 59jähriger männlicher Patient mit Dysphagie; vor Jahren OP am Ösophagus (Ursache unbekannt); retrosternales Brennen, klinisch als Refluxösophagitis interpretiert, daher Breischluck. *Befund:* Polyzyklische Einengung des Ösophagus von rechts in Höhe der Trachealbifurkation mit stumpfwinkligem Übergang. *Beurteilung:* Submuköse Raumforderung im Ösophagus. Epikrise: histologisch (OP) Myom

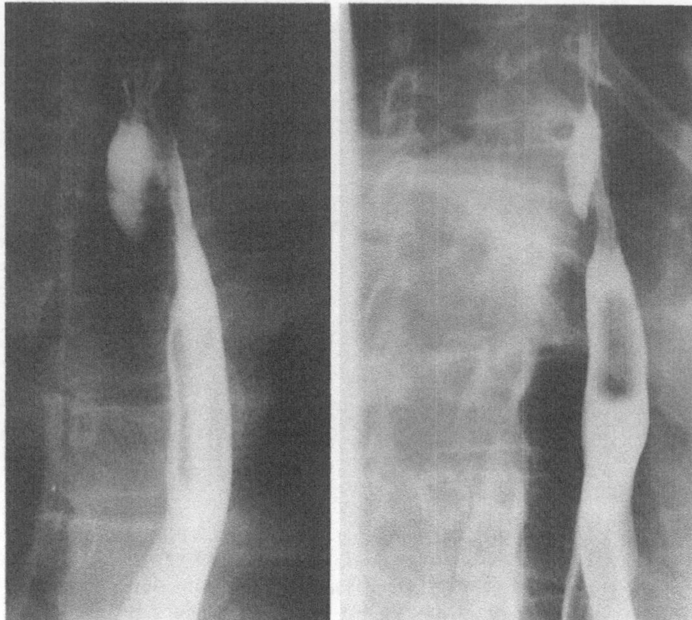

Abb. 39. 45jähriger männlicher Patient. *Befund:* Bandförmige KM-Aussparung von rechts unten nach links oben (weiter kranial als in Abb. 37). *Beurteilung:* Impression durch kaliberkräftige A. carotis sinistra (Zufallsbefund)

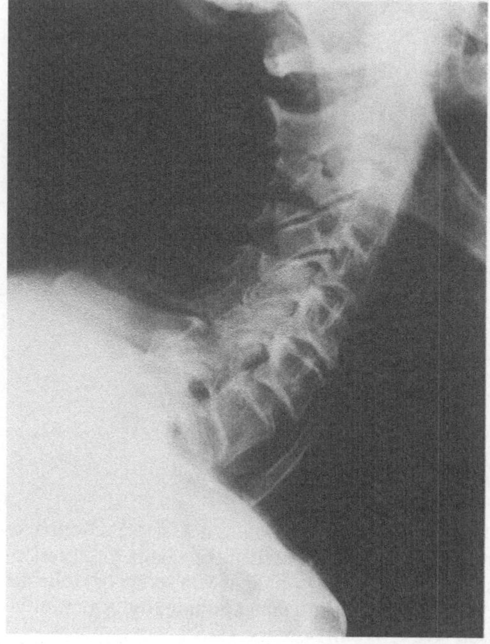

Abb. 40. 80jährige Patientin, Zustand nach einer Mahlzeit (Hühnerfrikasse). *Befund:* Zirka 3,5 cm langer Hühnerknochen im oberen Ösophagus

Fremdkörper

> Bei röntgendichten Fremdkörpern, z. B. Metall, Knochen (Abb. 40), Glas, meist eindeutige Differenzierung (Abb. 41 a, b) und Lokalisation (schon abgegangen?) möglich.

Sowohl bei röntgendichten als auch bei nichtröntgendichten Fremdkörpern ist die Diagnose von Komplikationen möglich:

Wandschädigung	– Erosion? Kontrastmitteldepot – Ulkus? Schleimhautunregelmäßigkeit
Perforation	– Luft in Übersichtsaufnahme (Mediastinalemphysem)? – Kontrastmittelaustritt?
Lumenobliteration	– Kontrastmittelstop?

Für die weitere Beurteilung gelten folgende Anhaltspunkte:

– *Stumpfe Fremdkörper:*	wenn kleiner als 2 cm abwarten, Röntgenkontrolle nach 1 Woche
– *Scharfe Fremdkörper:*	entfernen
– *Fleischbolus:*	entfernen, nimmt durch Flüssigkeitseinlagerung an Größe zu (s. Abb. 22)
– *Batterien:*	sofort entfernen, Korrosion, kaustischer Stromeffekt, Drucknekrose, Perforation, toxische Wirkung

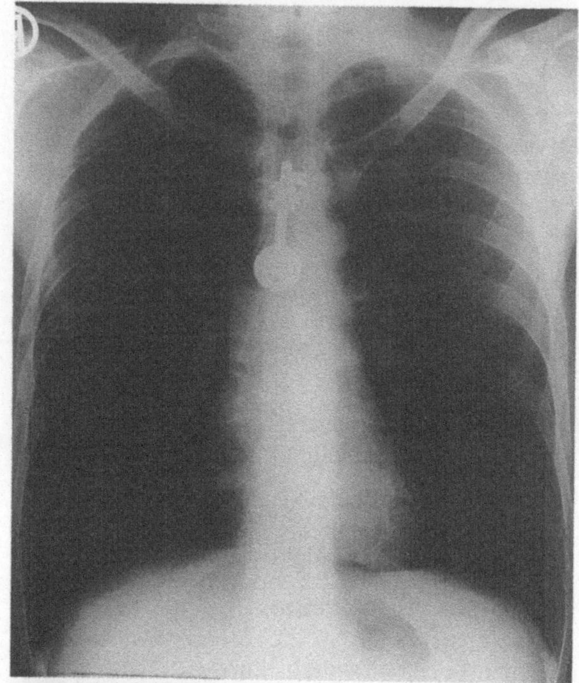

a

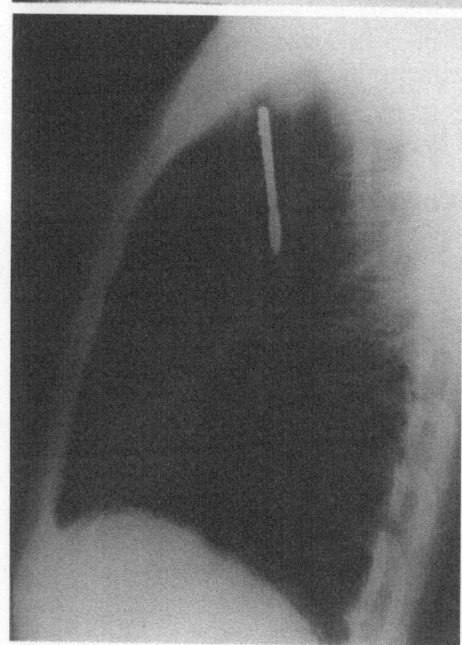

b

Abb. 41a, b. 28jähriger männlicher Häftling, bei Arrestierung versuchtes Verschlucken eines Sicherheitsschlüssels. *Befund:* Thorax p.a. (**a**) und seitlich (**b**): Sicherheitsschlüssel in Projektion auf oberen Ösophagus bis zur Trachealbifurkation. In Seitaufnahme liegt der Fremdkörper deutlich in Projektion auf Tracheallumen. *Beurteilung:* Aspirierter Schlüssel in Trachea (In der Regel richten sich flache scheibenförmige Gegenstände, z.B. Münzen, in der Trachea frontal, im Ösophagus in sagittaler Ebene aus.)

Radiologie pathologischer Ösophagusveränderungen

Gastroösophageale Refluxkrankheit

> Durch einen nichtphysiologischen Reflux von Magen- oder Duodenalsaft
> hervorgerufene Entzündung, vornehmlich im unteren Bereich der Speise-
> röhre, sowie die durch diese Entzündung hervorgerufenen Veränderun-
> gen.

Pathogenese

Eine Insuffizienz des gastroösophagealen Sphinkters kann durch zahlreiche
Mechanismen ausgelöst werden:

1. Sphinkterdysfunktion. Während die Kardia normalerweise außerhalb des
Schluckaktes geschlossen ist, findet man bei Kindern, während der Schwangerschaft und auch idiopathisch bei Erwachsenen ein Klaffen des Sphinkters auch
zwischen den einzelnen Schluckakten (auch als Chalasie bezeichnet).

2. Abflachung des Hiss-Winkels. Während beim gesunden Patienten der Winkel
zwischen distalem Ösophagus und medialer Fornixwand ca. 75° beträgt und
hierdurch rein mechanisch eine antirefluxive Wirkung aufweist, ist er bei
Refluxpatienten oft deutlich vergrößert und beträgt meist über 90°.

3. Hiatushernie. Die Hochdruckzone des Sphinkters wird durch den intraabdominalen Teil des Ösophagus verstärkt, da hier ein deutlich höherer Druck
vorherrscht als im Thoraxraum. Dagegen geht bei der Hiatushernie zum einen
der Hiss-Winkel verloren, zum anderen wird durch den negativen intrathora-
kalen Druck während der Inspiration ein Reflux begünstigt.
Jede intraabdominale Drucksteigerung in Permanenz oder unter ständiger
Wiederholung kann zu einer Hiatushernie, zumindest aber zu einer Abflachung des Hiss-Winkels führen (Obesitas, abdominale Raumforderung,
Schwangerschaft). Selbst Obstipationen, Divertikulose/-itis bzw. Prostata-
hypertrophie können durch eine stärkere Aktivierung der Bauchpresse über
eine Erhöhung des intraabdominalen Druckes Ursache einer Refluxkrankheit werden.

4. Emphyseminduzierte Involution der hiatalen Strukturen. Durch eine Vergrößerung des Thoraxvolumens beim Lungenemphysem kann es zu einer Veränderung der hiatalen Strukturen mit Vergrößerung des Hiss-Winkels und Verlust
der Pars abdominalis oesophagea und somit zu einer Verkürzung der
intraabdominalen Hochdruckzone des Ösophagus kommen.

5. Strukturelle Schäden. Bei Sklerodermie, Zustand nach Operation an der
Kardiaregion (Vagotomie, Kardiaplastik u. a.) kann es zu Schädigungen der
Funktionen der mechanischen Sphinktereinheit kommen.

6. Refluxösophagitis. Sie führt zu einer Schädigung der Sphinktereinheit, somit
kann sich ein Circulus vitiosus entwickeln.

Klinik

Das Leitsymptom der gastroösophagealen Refluxkrankheit ist ein epigastral-
retrosternales Brennen, das plötzlich auftritt und gelegentlich in den Hals,
zwischen die Schulterblätter, in den rechten oder linken Arm ausstrahlen kann.
Intensität und Dauer des Brennens sind von Patient zu Patient unterschiedlich
und können auch bei dem selben Patienten im Laufe der Erkrankung wechseln.
Die intermittierenden Episoden sind oft körperpositionsabhängig (Rechtsseitenlage) und bessern sich deshalb gelegentlich nach Lagewechsel (Übergang in
die Linksseitenlage). Ein gleichförmiger oder zunehmender bohrender *Dauer-
schmerz* hinter dem Brustbein spricht für ein zusätzlich aufgetretenes pepti-
sches Ulcus oesophagei. Ulzera sind im späteren Verlauf der Refluxösophagitis
sogar häufig. Sie können in die Wand penetrieren, perforieren jedoch selten.
Schwere *Blutungen* bei einer Refluxkrankheit sind selten, wenngleich lang
anhaltende okkulte Blutungen bei Refluxkrankheit eine chronische Eisenmangelanämie nach sich ziehen können. Sie führen (Tumorsuche!) vielfach zu
einer radiologischen Abklärung des Gastrointestinaltraktes. Als *Spätfolge*
kann es zu narbigen Strikturen kommen, die man in ca. 10 % aller Fälle antrifft,
wobei in diesen Fällen die Dysphagie mit dem Gefühl eines steckenbleibenden
Speisebolus im Vordergrund steht. Chronische *Aspirationen* infolge eines
gastroösophagealen Refluxes mit rezidivierenden Pneumonien finden sich
sowohl im Kindesalter als auch bei alten Patienten. Sie treten relativ häufig auf
und stellen eine dringliche Operationsindikation dar. Patienten mit chronisch
rezidivierender Refluxösophagitis erkranken etwa 4mal häufiger an einem
Ösophaguskarzinom.

Röntgensymptome

Nicht jeder Reflux ist krankhaft. Während des Schluckaktes kann es zunächst
beim Öffnen des Sphinkters zu einem gastroösophagealen Reflux kommen,
insbesondere beim liegenden Patienten. Dieser Reflux sollte allerdings nur
während der Exspiration nachweisbar sein. Ein Reflux beim Schlucken
während beider Atemphasen und ein Reflux bei der Inspiration ohne

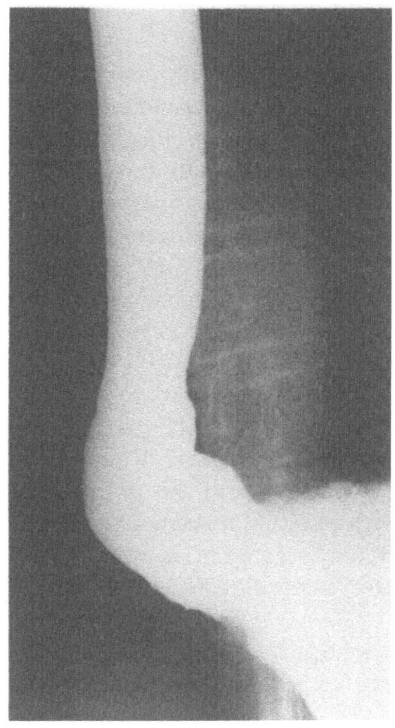

Abb. 42. *Befund:* Massiver Reflux im Monokontrast mit Klaffen der Kardia und schorn-
steinartiger KM-Säule

Schlucken sind nicht mehr physiologisch (Demling 1984). Insgesamt gesehen sollte jedoch ein radiologisch diagnostizierter fraglicher Reflux reproduzierbar sein, insbesondere wenn keine Zeichen einer Entzündung im distalen Ösophagus nachzuweisen sind. Ein massiver gastroösophagealer Reflux zeigt sich meist spontan während einer MDP, beim Umlagern von der Linksseitenlage in die Rechtsseitenlage, sofern der Fundus mit Kontrastmittel gefüllt ist. Je nach Ausmaß sieht man einen klaffenden Ösophagussphinkter mit einer breiten Kontrastmittelsäule. Diese kann bis zum oberen Ösophagusmund reichen (Abb. 42). Zusätzlich läßt sich ein Reflux in Rechtsseiten- und Kopftieflage mit und ohne Bauchpresse provozieren.

Ein negativer Röntgenbefund schließt jedoch einen gastroösophagealen Reflux nicht aus. Nach Donner (1990) werden nur 40 % der pH-manometrisch erfaßten Refluxkrankheiten auch radiologisch diagnostiziert. Andererseits kann – z. B. während einer MDP – dem Untersucher der Kontrastmittelübertritt vom Magen in die Speiseröhre entgehen, besonders wenn den Veränderungen des Magenausganges und Duodenums erhöhte Aufmerksamkeit gewidmet wird. Bei uns erwies sich hier vielfach die Schatzki-Aufnahme als vorteilhaft. Bei jedem Patienten, bei dem man auf der Schatzki-Aufnahme einen kontrastierten Ösophagus sah, ließ sich in einer Nachuntersuchung ein Reflux provozieren.

Ösophagitis

Der entzündliche Prozeß bei der Refluxkrankheit in der Speiseröhre führt zu Schleimhautveränderungen, die sich radiologisch im Doppelkontrastbild als Felderung der Schleimhautoberfläche darstellen. Je nach Ausmaß können diese Veränderungen einen granulösen oder retikulären Aspekt annehmen.

Die frühesten Veränderungen zeigen sich an der Ösophagushinterwand, ca. 1 cm oberhalb des Sphinkters. Hilfreich ist hierbei oft eine streng seitliche Aufnahme und eine Lupenbetrachtung. Wichtig ist ferner eine optimierte Darstellung der Ösophagusschleimhaut in Doppelkontrasttechnik. Aufnahmen in Prallfüllung verdecken oft die sehr diskreten Befunde. Ist eine Darstellung in Doppelkontrasttechnik nicht möglich, so empfiehlt sich eine Reliefaufnahme, die nach Selbstreinigung des Vestibulum oesophagei angefertigt wird. Im weiteren Verlauf dehnen sich die Veränderungen über die gesamte distale Zirkumferenz sowie auch nach kranial aus. In gleicher Reihenfolge entwickeln sich die längsgestellten Erosionen und Ulzera, die in späteren Stadien auftreten. Narbige Stenosen finden sich meist im unteren Ösophagus nach langjährigem Verlauf in 10% aller Fälle; seltener finden sie sich auch im mittleren Drittel, was zu Verwechslungen mit tumorösen Stenosen führen kann.

Während Refluxösophagitiden früher radiologisch häufig nur in leichte, mittlere und schwere Fälle unterteilt wurden, versuchte Treichel (1982) in Anlehnung an die endoskopische Einteilung von Savary (1977) analog eine therapierelevante radiologische Klassifikation einzuführen. Es zeigt sich, daß der radiologische Nachweis deutlich besser in den höheren Stadien gelingt. Dies bezieht sich sowohl auf die Erkennung der pathologischen Veränderung als auch auf deren Zuordnung zu den verschiedenen Stadien.

Im *Stadium I* zeigen sich noch keine oder nur sehr diskrete Konturveränderungen und einzelne Erosionen. Diese können gegen Inhomogenitäten des Kontrastmittelbeschlages schwer abzugrenzen sein. Hilfreich ist hier oft eine streng seitliche Aufnahme sowie eine Lupenbetrachtung der dorsalen Ösophaguswand, insbesondere 1–2 cm oberhalb der Z-Linie, da hier die frühesten Veränderungen auftreten. Infolge der Verwechslungsmöglichkeiten mit den erwähnten Inhomogenitäten des Kontrastmittelbeschlags werden in diesem Stadium häufig falsch-positive Befunde zugeordnet (Abb. 43).

Im *Stadium II* zeigen sich radiologisch beginnende Konturveränderungen der Ösophaguswand, die – distal betont – schon im Monokontrast zur Darstellung kommen. In Doppelkontrasttechnik bekommt die Schleimhaut einen granulierten Charakter. Die normalerweise zu beobachtende Längsfältelung der Speiseröhre zeigt nun strickleiterartige Querverbindungen, die zu einer Felderung führen (Abb. 44).

Im *Stadium III* wird diese Felderung deutlicher, sie gewinnt einen gröberen Charakter. Ebenso werden die zunächst diskreten Konturveränderungen der Ösophaguswand gröber. Waren im Stadium II die erosiven Veränderungen lokal begrenzt, so konfluieren sie nun zunehmend und betreffen in Stadium III die gesamte Zirkumferenz (Abb. 45).

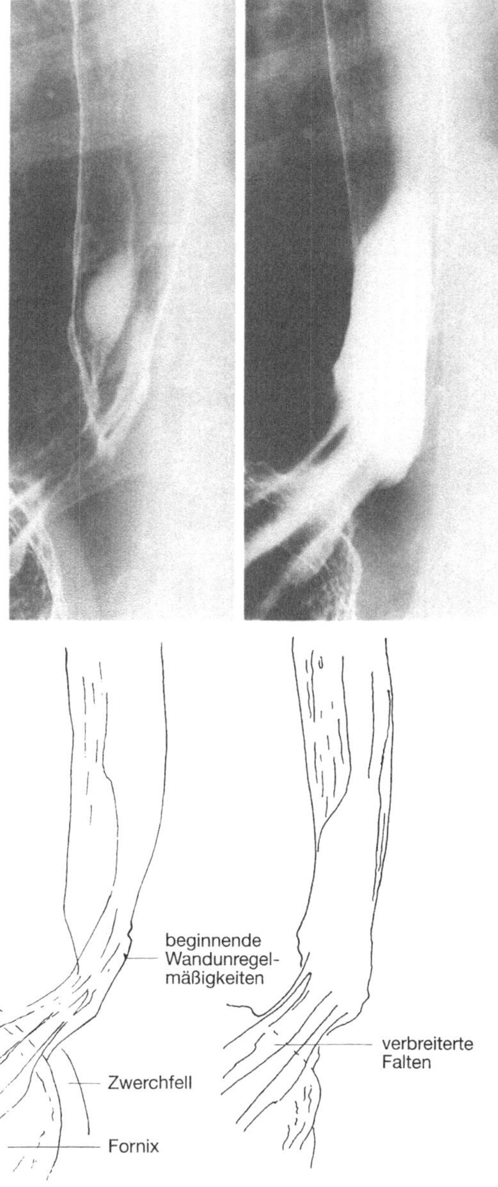

Abb. 43. Refluxösophagitis Stadium I. *Befund:* Im Doppelkontrast Schleimhautfalten weit-
gehend unauffällig; dorsale Wandanteile zeigen allerdings Wandunregelmäßigkeiten im
Sinne einer beginnenden Refluxösophagitis. Verbreiterte Falten am gastroösophagealen
Übergang. (Normale Falten zart 1–2 mm, erstes Zeichen der Refluxösophagitis sind Falten
> 3 mm)

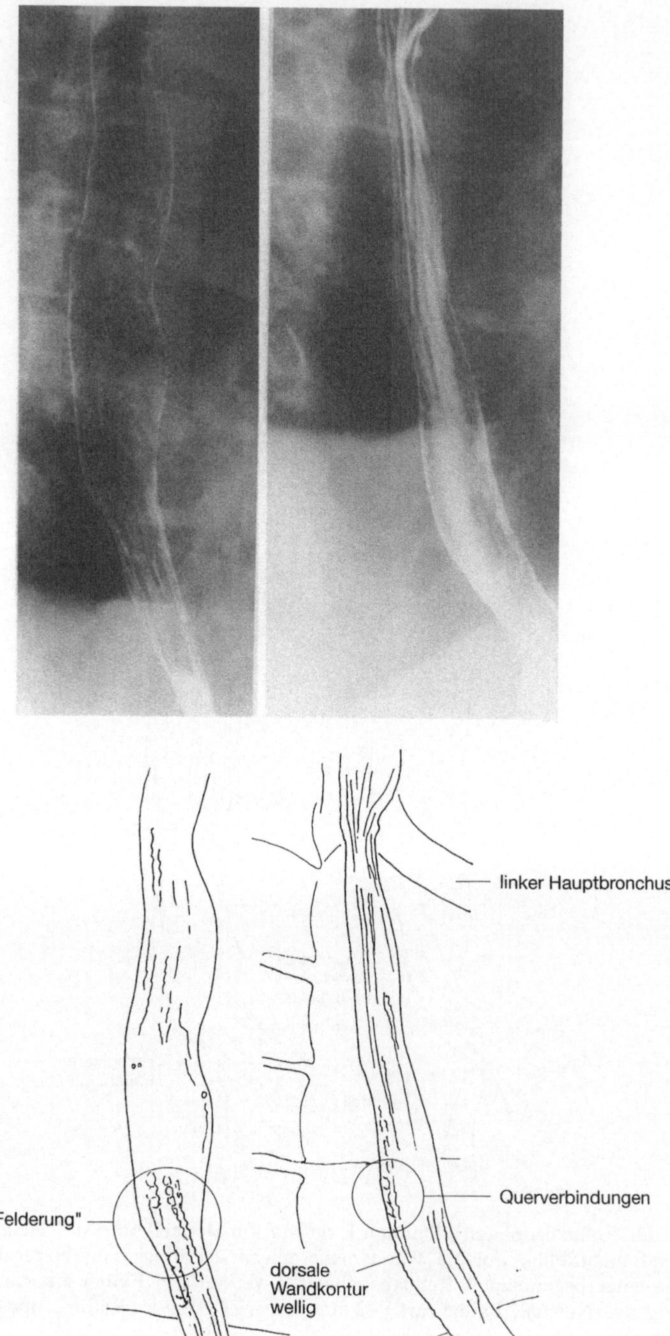
linker Hauptbronchus
Querverbindungen
"Felderung"
dorsale
Wandkontur
wellig

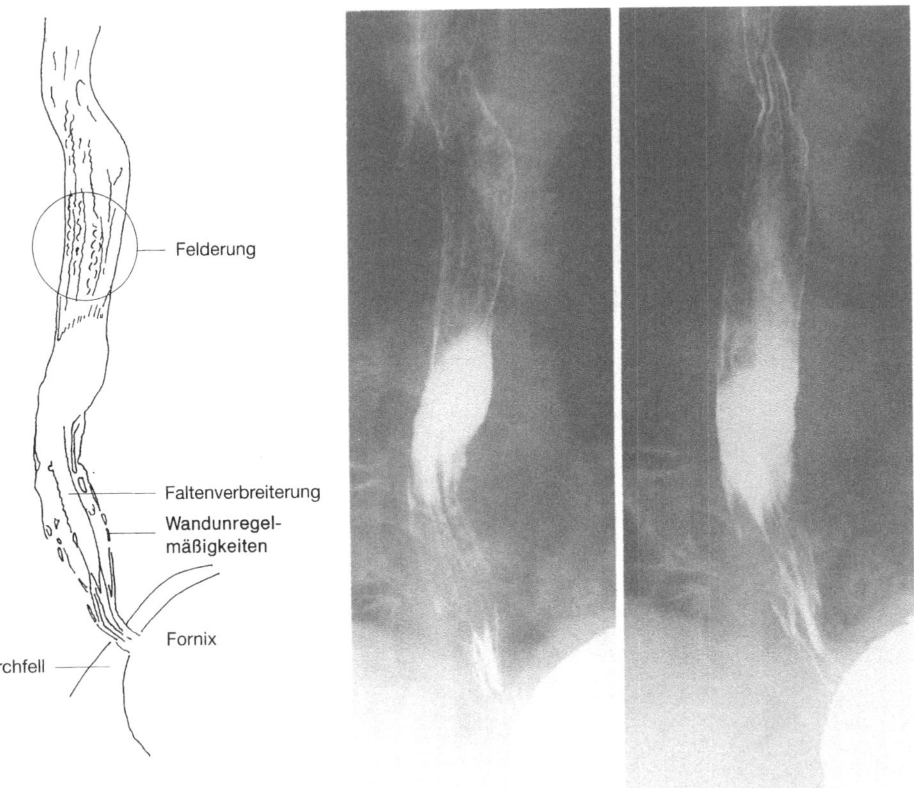

Abb. 45. Refluxösophagitis Stadium III–IV. *Befund:* Deutliche Wandunregelmäßigkeiten, zirkulär angeordnet. Verbreiterte Falten. (Diese Aufnahmen verdanken wir der radiologischen Gemeinschaftpraxis Dres. med. Blasel, Ross, Fuchs, Offenbach/Main)

Im *Stadium IV* können tiefe Ulzera beobachtet werden, die gelegentlich penetrieren, selten perforieren. Wie erwähnt, treten in ca. 10% aller schweren Refluxkrankheiten Stenosen auf, die dann ebenfalls dem Stadium IV zuzuordnen sind (Abb. 46).

Abb. 44. Refluxösophagitis Stadium II. *Befund:* Doppelkontrast des Ösophagus, im mittleren Ösophagusdrittel noch normale Längsfältelung, distal beginnende strickleiterartige Querverbindungen; Felderung sowie diskrete wellige Wandkontur dorsal. (Diese Aufnahmen verdanken wir der radiologischen Gemeinschaftspraxis Dres. med. Blasel, Ross, Fuchs, Offenbach/Main)

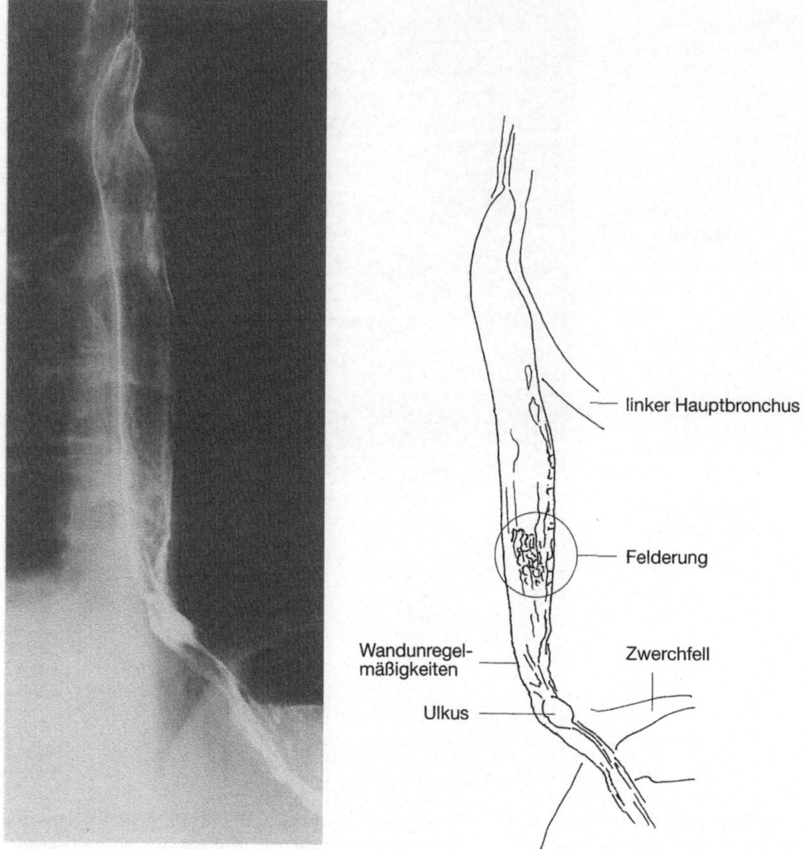

Abb. 46. Schwere Refluxösophagitis mit großem Ulkus. *Befund:* Doppelkontrast des Ösophagus, direkt unterhalb der Karina beginnende Unregelmäßigkeit der Schleimhaut mit sog. „Felderung"; starke Wandunregelmäßigkeit mit Einengung und großem KM-Depot im distalen Drittel des Ösophagus dorsal

Barrett-Syndrom

Eine Sonderform der Refluxkrankheit ist das sog. Barrett-Syndrom; Synonyme sind: „columnar cell-lined esophagus", „Barrett's mucosa", „Barrett's ulcer", „Barrett's stricture", „heterotopic gastric mucosa in the esophagus", „Allison-Johnstone syndrome" (Barrett-Ösophagus mit Ulzera und Strikturen), „Dawson syndrome" (mit Adenokarzinom), „lower esophagus lined by columnar or gastric epithelium".

Häufigkeit. Endoskopisch findet es sich in 0,6–6% aller untersuchten Patienten, bei endoskopisch nachgewiesener Ösophagitis in 11% und bei chronisch-peptischen Strikturen in 44% der Untersuchungen, sehr häufig auch bei Sklerodermie, nach chirurgischen Interventionen, Zollinger-Ellison-Syndrom und Verätzungen.

Lokalisation. Bevorzugt sind das distale und mittlere Drittel.

Alter. Meist wird ein Barrett-Ösophagus im Alter über 55 Jahre entdeckt, nachdem Symptome meist schon 6–8 Jahre bestehen. Allerdings wurden schon Diagnosen bei einmonatigen Säuglingen gestellt.

Histologie. Es handelt sich um eine erworbene, refluxbedingte Erkrankung, bei der das Plattenepithel im distalen Ösophagus durch Zylinderepithel des Magens ersetzt wurde, wobei es unklar ist, ob es sich um eine Metaplasie des Plattenepithels durch die chronische Refluxösophagitis handelt oder ob sich das Zylinderepithel von der Kardia auf den Ösophagus ausdehnt. Von einem Barrett-Syndrom wird aber nur gesprochen, wenn das übliche Plattenepithel des Ösophagus durch Zylinderepithel ersetzt ist und/oder Inseln von Zylinderepithel im distalen Ösophagus vorliegen. Normalerweise findet man Zylinderepithel (insel-/zungenförmig) nur innerhalb der 2–3 cm langen Z-Linie. Es ist zu betonen, daß die wirkliche Magen-Ösophagus-Grenze durch die muskulären Elemente, die Fibrae obliquae der Fornix, gebildet wird und nicht durch den histologischen Übergang vom Zylinder- zu Plattenepithel. Es spricht sehr viel dafür, daß die große Mehrheit, wenn nicht alle Barrett-Ösophagi erworben sind, und zwar im Gefolge eines chronischen gastroösophagealen Refluxes. Warum bei einem Patienten mit Reflux ein Barrett-Ösophagus entsteht und beim anderen mit gleich starkem Reflux nicht, ist nach wie vor unklar. Andererseits gibt es Zylinderepithele auch bei Patienten ohne Refluxösophagitis.

Der Barrett-Ösophagus kann – muß aber nicht – mit Strikturen, Ulzera und Adenokarzinom verbunden sein. Radiologisch zeigt sich in ca. 80 % der Fälle am Übergang zwischen Plattenepithel und Zylinderepithel eine peptische Striktur von 1–4 cm Länge. Im Bereich der Stenose findet sich häufig eine Ulzeration (ca. 50 %), die in seltenen Fällen zu Gefäßarrosionen führen kann (ca. ein Drittel der Patienten hat eine Eisenmangelanämie). Ein verkürzter (axiale Hernie in bis zu 90 % der Fälle!) stenosierter Ösophagus mit fakultativer Ulzeration im Bereich der Stenose wird als klassisches Bild des Barrett-Ösophagus angesehen (Abb. 47 u. 48). Zusätzlich können die oben allgemein für die Refluxkrankheit beschriebenen Veränderungen zu finden sein. Für die Diagnose eines Barrett-Ösophagus ist zu berücksichtigen, daß es zu einer zunehmenden Behinderung der Nahrungsaufnahme kommt und in einem hohen Prozentsatz ein Adenokarzinom entstehen kann. Dieses ist häufig multizentrisch und tritt selten im Bereich der Stenose auf (s. Abb. 27).

Zehner-Regel: „10 % aller Refluxerkrankungen entwickeln ein Barrett-Syndrom; 10 % aller Barrett-Syndrome entwickeln ein Adenokarzinom."

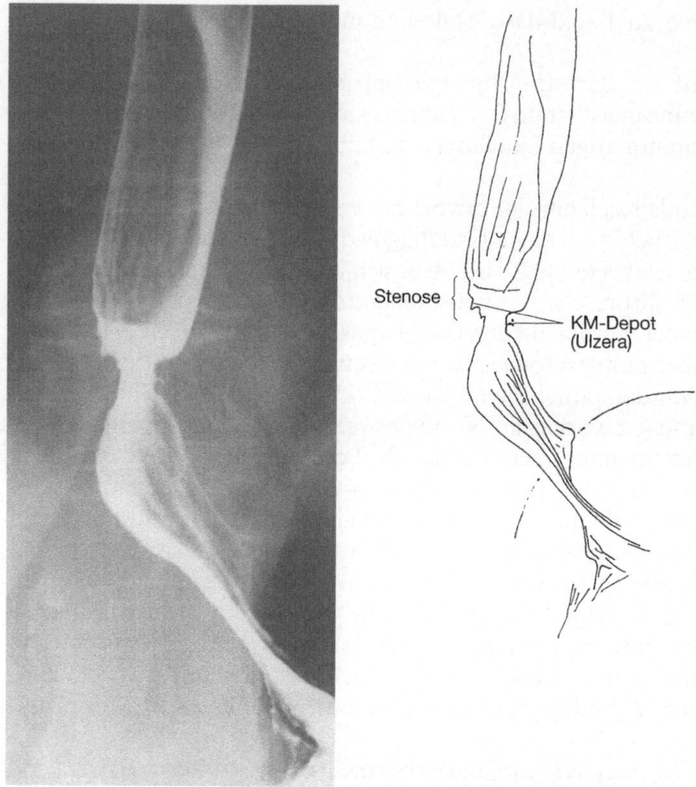

Abb. 47. 79jährige Patientin. *Befund:* Obere Bildhälfte hypotoner Ösophagus im Doppelkontrast; Bildmitte: Engstelle mit dornartigem KM-Depot linksseitig; in gleicher Höhe unregelmäßige Wandkontur rechtsseitig; distal lineares Faltenrelief in Magenblase übergehend. *Beurteilung:* Refluxösophagitis mit bandförmiger Stenose und Ulzeration (Barrett-Syndrom)

Zusammenfassung der Röntgenbefunde beim Barrett-Syndrom

1. Verminderte bis aufgehobene Peristaltik mit und ohne tertiäre Kontraktionen;
2. Hiatushernie in bis zu 90% der Fälle (auch ohne Ösophagitis);
3. verdickte und unregelmäßige Falten (Ödem und Zellinfiltration);
4. retikulär-granulär-noduläre Schleimhaut, lokal und diffus;
5. kleinste Ulzera bis Riesenulzera, oberflächlich, seltener sehr tief;
6. Betonung der Außenkonturen: samtartig, unscharf;
7. entzündliche Polypen (selten);
8. intramurale Pseudodivertikel;
9. Sakkulationen;
10. Strikturen in 80% der Fälle; hiervon weisen 27% keine Ulzera auf.
11. Karzinom.

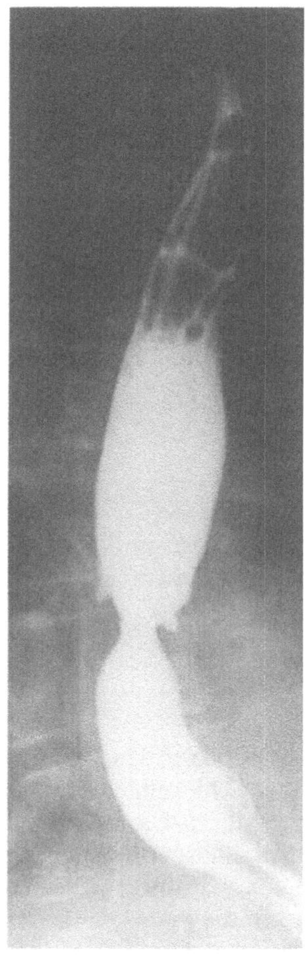

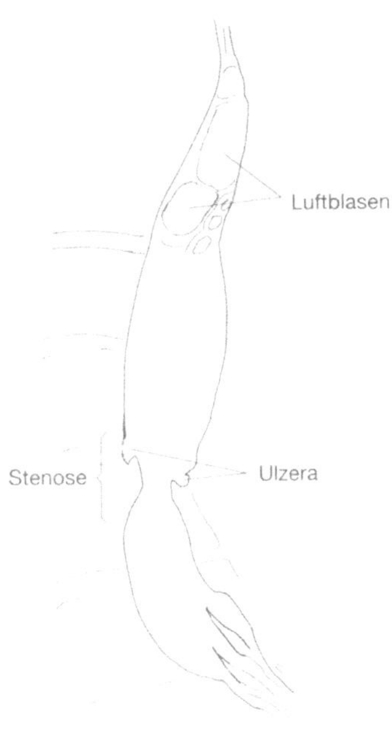

Abb. 48. 81jährige Patientin. *Befund:* Ösophagus im Monokontrast. Im oberen Bildabschnitt KM-Aussparungen, die Luftblasen entsprechen; Engstellung am Übergang zum unteren Bilddrittel, hier 2 sich gegenüberliegende KM-Depots. Im unteren Bilddrittel andeutungsweise Längsfalten. *Beurteilung:* Stenose mit großen Ulzera (Barrett-Syndrom). (Diese Aufnahme verdanken wir der radiologischen Gemeinschaftspraxis Dres. med. Blasel, Ross, Fuchs, Offenbach/Main)

Radiologische Differentialdiagnose

Für die Differentialdiagnose der Refluxösophagitis gegenüber anderen Ösophagitiden ist insbesondere die Lokalisation im unteren Drittel der Speiseröhre mit distaler Betonung wesentlich. Richtungsweisend sind Stenosen und zusätzlich auftretende Ulzerationen.

Der Reflux muß nicht immer radiologisch nachzuweisen sein. Andererseits muß ein radiologisch beobachtbarer Reflux nicht immer zu einer Refluxösophagitis führen. Wird zur Erzeugung eines guten Doppelkontrastbildes der Kontrastbrei via Strohhalm aufgenommen – wobei der Patient aufgefordert wird, ohne Unterbrechung zu trinken –, so kann ein nachgewiesener Reflux nicht als pathologisch bewertet werden, da es bei jedem Schluckakt reflektorisch zu einer Öffnung des unteren Ösophagusmundes kommt. Ähnliches gilt bei Patienten mit liegender Magensonde.

Die Ulzera der Refluxkrankheit sind deutlich kleiner als z. B. die bei einer CMV-Ösophgitis, können in seltenen Fällen allerdings auch linear erscheinen.

Infektiöse bzw. opportunistische Ösophagitiden

> Meist nur bei Patienten unter Immunsuppression (Tumorleiden, Chemotherapie, Glukokortikoide, HIV-Infektion) oder nach oraler Antibiotikagabe. In den letzten Jahren gewinnt die infektiöse Ösophagitis immer mehr an Bedeutung. Insbesondere bei jüngeren Patienten ist die häufigste Ursache der infektiösen Ösophagitiden die HIV-Infektion.

Bei Aids-Patienten lassen sich folgende Ösophagitiden mit abnehmender Häufigkeit nachweisen:

– Candida albicans (Moniliasis),
– Herpesvirus,
– CMV.

Die durch diese verschiedenen Erreger hervorgerufenen Ösophagitiden lassen sich radiologisch gut voneinander abgrenzen. Bei gleichzeitigem Vorliegen wird die Differentialdiagnose schwieriger.

Moniliasis (Soor-Ösophagitis)

Die Moniliasis ist die häufigste infektiöse Form der Ösophagitiden. Monilia albicans ist ein Saprophyt der menschlichen Haut und Schleimhäute. In der Mundhöhle gesunder Personen wird er in 30–50%, im Magen-Darm-Trakt in 10–30% angetroffen. Neben den oben erwähnten immunsupprimierenden Faktoren sowie oraler Antibiotikatherapie fördern auch Stoffwechselleiden wie Diabetes, Hyperurikämie und endokrine Störungen die Pathogenität des Erregers. Ein Soorbefall des Ösophagus kann ohne Beteiligung des Mund-Rachen-Raums einhergehen. Die Ausbreitung scheint von oral nach aboral zu verlaufen, so daß die beginnenden Veränderungen hauptsächlich im oberen und mittleren Drittel zu finden sind.

Makroskopisch ist die Schleimhaut durch grau-weiße pseudomembranöse Beläge bedeckt; streift man diese ab, tritt die gerötete Schleimhaut zutage. Diese weist auch Läsionen (Ulzera und Erosionen) auf. Die Beläge bestehen aus nekrotischem Material der Schleimhaut, Fibrin und reichlich Pilzmyzel, das sich am besten durch PAS-Reaktion sowie Silberfärbung nach Grocott nachweisen läßt. Die Beläge erscheinen endoskopisch meist straßenförmig und können umschrieben auftreten. Bei ausgeprägtem Befall ist der ganze Ösophagus mehr oder weniger gleichförmig betroffen.

Zur Diagnostik der Frühformen ist eine gute Doppelkontrasttechnik nötig, bei der auch diskrete lokalisierte Beläge zur Darstellung kommen. Auch radiologisch zeigt sich, daß die Veränderungen besonders in kranialen Anteilen des Ösophagus zu finden sind. Bei diskreten Befunden ist der Übergang zum Gesunden fließend. Bei noch intakter Wandkontur der Ösophaguswand im

tangentialen Strahlengang erscheint das normale Faltenrelief wegen der
beginnenden Auflagerungen unscharf. Im weiteren Verlauf kommt es zu
Wandunregelmäßigkeiten, die zu plateauartigen Kontrastmittelaussparungen
führen. Hierdurch wird das normale Faltenrelief des Ösophagus unterbrochen
oder völlig ausgelöscht. Bei ausgeprägtem Befall lassen sich auch radiologisch
straßenartige, unregelmäßige Kontrastmittelaussparungen in der Aufsicht
erkennen. Diese lassen sich kontinuierlich durch den gesamten Ösophagus
verfolgen, und ihre Breite kann je nach Schwere bis zu 5 mm betragen. Ihre
charakteristische Form zeigt die Abbildung 49. Für einen schweren Befall
sprechen auch Querverbindungen zwischen den Straßen, so daß im Aufblick
ein strickleiterähnliches Bild entsteht. Tangential zeigen sich diese Befunde als
plateauartige Wandunregelmäßigkeiten. Diese Vertiefungen entsprechen jedoch nicht Ulzerationen oder Erosionen, sondern stellen die Anteile der
Ösophagusschleimhaut dar, die nicht vom Belag überzogen sind. Die Kon-

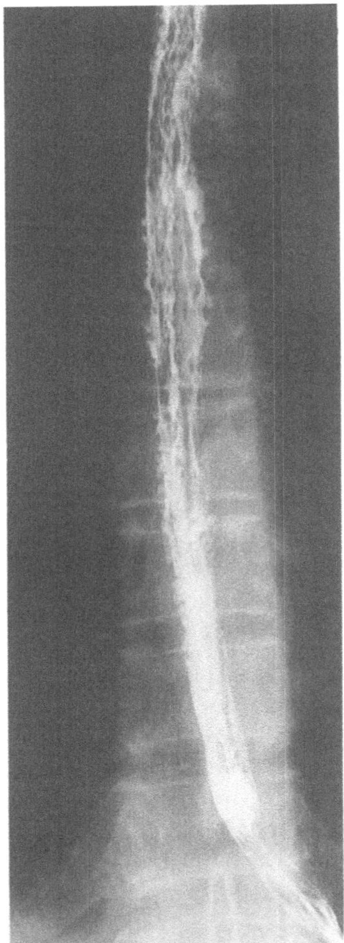

Abb. 49. Schwere Veränderungen bei Soorösophagi-
tis. *Befund:* Straßenförmige KM-Aussparungen, von
oral nach aboral abnehmend; gezähnelte Wandkontur mit „Pseudoulzerationen"

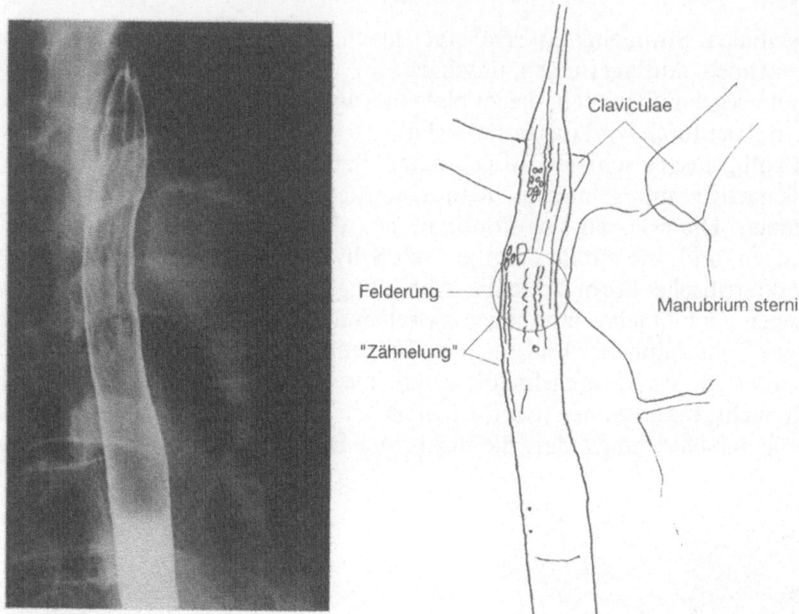

Abb. 50. 36jähriger männlicher Patient, i.v.-Drogenabusus. HIV-Stadium III; klinisch: Mundsoor und Verdacht auf Soor-Ösophagitis. *Befund:* Doppelkontrast des Ösophagus, in Schrägprojektion unregelmäßige Schleimhautfalten mit Zähnelung und Felderung im kranialen Anteil. Nach kaudal lediglich „Schummerung", diese allmählich in normale Schleimhaut übergehend. *Beurteilung:* Beginnende Soor-Ösophagitis

trastmittelaussparungen hingegen entsprechen den Querverbindungen der „Strickleiter". Tatsächliche Läsionen der Ösophagusschleimhaut (Erosionen oder Ulzera), die auch häufig auftreten, sind radiologisch jedoch meist nicht nachweisbar, da sie ebenfalls von den Pseudomembranen überzogen bzw. ausgefüllt werden.

Eine radiologische Unterteilung in verschiedene Schweregrade kann zum einen anhand der Ausdehnung, zum anderen anhand der Ausprägung der verschiedenen charakteristischen Veränderungen erfolgen. Als *leichte Form* werden Ösophagitiden angesehen, die sich auf den kranialen Anteil (oberes und mittleres Drittel des Ösophagus) beschränken. Hier sollten noch keine Wandunregelmäßigkeiten nachzuweisen sein und die „Schummerung" des Faltenreliefs überwiegen (Abb. 50). Die Übergänge zur mittleren Form sind fließend; der schwere Befall hingegen ist charakteristisch. Eine *massive Soor-Ösophagitis* zeichnet sich durch einen Befall des gesamten Ösophagus mit breiten Straßen und deutlichen Wandunterbrechungen durch die plateauartigen Auflagerungen mit Pseudoulzerationen aus (Abb. 51).

Unter Therapie verschwinden zunächst die Querverbindungen; die Pseudomembranen flachen ab und verschwinden schließlich komplett, so daß radiologisch ein unauffälliges Schleimhautrelief zu finden ist. Selbst bei schweren Fällen kommt es nicht zur Ausbildung von Stenosen.

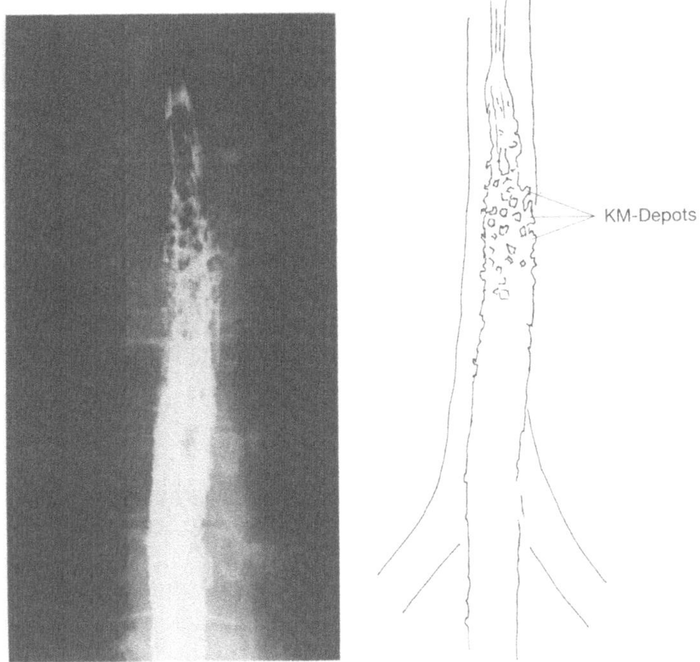

Abb. 51. 39jähriger männlicher Patient; HIV-Infektion, disseminiertes Kaposi-Sarkom; jetzt Schmerzen distaler Ösophagus/Epigastrium. *Befund:* Ausgeprägte wandständige Veränderungen der Ösophaguswand mit KM-Depots. *Beurteilung:* Schwere Form der Soor-Ösophagitis

Die geschilderten Wandunregelmäßigkeiten des Ösophagus unterscheiden sich von variкösen Veränderungen durch die Plateauform der Vorwölbungen. Außerdem sind die Kontrastmittelaussparungen wesentlich kleiner als die bei Ösophagusvarizen.

Soor-Ösophagitis und Refluxösophagitis unterscheiden sich zum einen durch die Lokalisation: Soor oben, Reflux unten (s. Abb. 28). Am Anfang zeigen beide zwar eine Felderung, Soor führt jedoch durch dicke Beläge zu Wandunregelmäßigkeiten mit nahezu pathognomischen straßenförmigen Bildern. Bei Schummerung des gesamten Ösophagus sollte die dorsale Ösophaguswand direkt oberhalb der Kardia auf Wandveränderungen untersucht werden; falls vorhanden, spricht dies sehr für eine Refluxösophagitis. Im Verlauf kommt es beim Soor auch nach schwerer Ösophagitis zur Restitutio ad integrum. Hingegen heilt die Refluxösophagitis meist narbig mit stenotischen Veränderungen ab.

Herpes-Ösophagitis

Bei der Herpes-Ösophagitis kann eine lokale Herpesinfektion im Ösophagus ohne einen weiteren Befall herpestypischer Lokalisationen (Mund, Genitalien) vorliegen. Gelegentlich wird die Herpes-Ösophagitis auch beim Immungesunden beschrieben. Makroskopisch finden sich leukoplakische Veränderungen (Fibrinauflagerungen, Detritus), die endoskopisch schwer von den Pilzbelägen der Soor-Ösophagitis abgrenzbar sind. Erosive Veränderungen kommen endoskopisch nicht als Niveauunterschiede, sondern als Rötungsherde mit randständiger Diskoloration (weißer Rand = Schwellungshof) zur Darstellung. Insgesamt ist eine Herpes-Ösophagitis endoskopisch schwierig zu erkennen und insbesondere von der Soor-Ösophagitis schwer abgrenzbar.

Röntgensymptome

Die Auflagerungen sind radiologisch nie so ausgeprägt wie bei der Soor-Ösophagitis. Sie zeigen sich lediglich als Schummerung der normalen Schleimhaut. Als charakteristische Veränderungen zeigen sich radiologisch Erosionen. Zu ihrem Nachweis ist eine perfekte Doppelkontrasttechnik nötig und teilweise eine Lupenbetrachtung unter Aufhellung (Irisblende) erforderlich. Da die Erosionen im Schleimhautniveau liegen, sind sie sehr flach und im tangentialen Strahlengang und Monokontrast nicht nachweisbar. Besser sind sie bei Doppelkontrast in der Aufsicht zu erkennen. Hier zeigen sich zielscheibenförmige Kontrastmittelanordnungen (targets). Die Erosionen haben zusammen mit dem sie umgebenden Schwellungshof eine Größe von bis zu 11 mm. Charakteristisch ist, daß diese Erosionen, z.T. kleine Grüppchen bildend (herpetiform), eng beieinander liegen, und zwar meist im mittleren Drittel des Ösophagus. Die leukoplakischen Veränderungen können fehlen (Abb. 52). Findet man eindeutige Erosionen bei einem HIV-Patienten, sollte man zunächst an eine Herpes-Ösophagitis denken. Ulzera gehören nicht zur Herpes-Ösophagitis.

Abb. 52. 24jähriger HIV-positiver Patient, Stadium Aids; Dysphagie. *Befund:* Unauffällige glatt berandete äußere Ösophaguskontur; im mittleren Drittel kleine rundliche KM-Depots mit diskretem Aufhellungshof. *Beurteilung:* Aphthoide Läsionen, gruppenförmig angeordnet bei Herpes-Ösophagitis

CMV-Ösophagitis

Endoskopisch stehen ausgeprägte Schleimhautschwellungen im Vordergrund, die bis zu einer kompletten Verlegung des Ösophaguslumens führen können. Zwischen den geschwollenen Schleimhautanteilen kommen langstreckige, längsgerichtete Ulzerationen vor, die gelegentlich durch die massive Schwellung endoskopisch nicht einsehbar sind und so übersehen werden können. Wenngleich die CMV-Ösophagitis von den aufgeführten opportunistischen Infektionen des Ösophagus die seltenste Form ist, zeigt sie doch das charakteristischste Bild. Vor der Aids-Ära galt eine CMV-Ösophagitis als Rarität, die makroskopisch vielfach nicht von anderen viralen Ösophagitiden abgegrenzt wurde.

Röntgensymptome

Die CMV-Ösophagitis hat radiologisch ein sehr typisches Bild. Hier zeigen sich längliche, spindelförmige Kontrastmitteldepots, die sich in der Ösophaguslängsachse ausrichten und den erwähnten Ulzera entsprechen. Die Ulzerationen sind typischerweise mehrere Zentimeter lang. Oft finden sich bereits mehrere Ulzerationen dicht nebeneinander und an sich gegenüberliegenden Wänden. Sehr charakteristisch erscheint uns die ausgeprägte Schwellung um

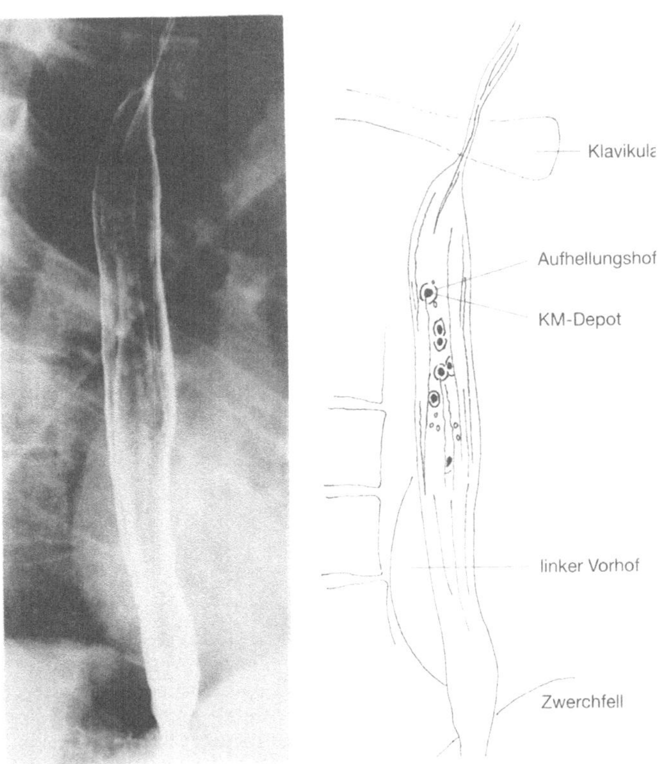

die Ulzerationen, die das Lumen des Ösophagus weitgehend verlagern und zu einer scheinbaren Abtrennung der Kontrastmitteldepots vom Ösophaguslumen („Meniskus"-Zeichen) führen (Abb. 53–55). Bevorzugt scheinen mittlere und distale Ösophagusabschnitte betroffen zu sein. Die nichtbetroffenen Schleimhautfalten sind unauffällig, die Motilität gering eingeschränkt, aber erhalten. Bei der CMV-Ösophagitis handelt es sich vermutlich um einen sehr lokalisierten Prozeß. Unter spezifischer Therapie nimmt zwar die Symptomatik schnell ab, die radiologischen Veränderungen bleiben jedoch noch lange weitgehend unverändert bestehen. Offenbar kommt es zu keiner echten Abheilung. Beim unbehandelten Verlauf können die Ulzera in die Tiefe penetrieren und zu Perforationen und – selten – zu Gefäßarrosionen führen.

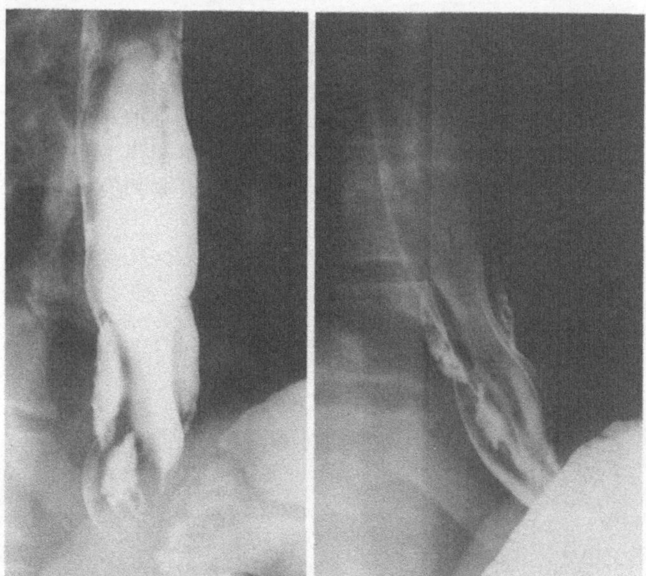

Abb. 53a, b. 38jähriger männlicher Patient, homosexuell, HIV seit 7 Jahren bekannt, jetzt Stadium Aids; anhaltende heftig stechende retrosternale Schmerzen. *Befund:* Im Mono- (**a**) und Doppelkontrast (**b**) 3 spindelförmige KM-Depots (3–4 cm lang) mit umgehender Aufhellung im distalen Ösophagus; übrige Ösophagusschleimhaut unauffällig; tertiäre Kontraktionen unter DL. *Beurteilung:* Drei große CMV-Ulzera mit umgebendem Schwellungshof

Abb. 55. 34jähriger männlicher HIV-positiver Patient, konstante Schmerzen. *Befund:* Doppelkontrast des Ösophagus, normale Verhältnisse im oberen Abschnitt. Im mittleren Drittel in Schrägprojektion rechts dorsal ca. 4,5 cm große spindelförmige, scharf begrenzte KM-Nische; 2 kleinere weitere Nischen weiter distal (ventral und dorsal gelegen), Länge ca. 1,5 cm. *Beurteilung:* CMV-Ösophagitis mit spindelförmigen Ulzerationen im mittleren Ösophagus

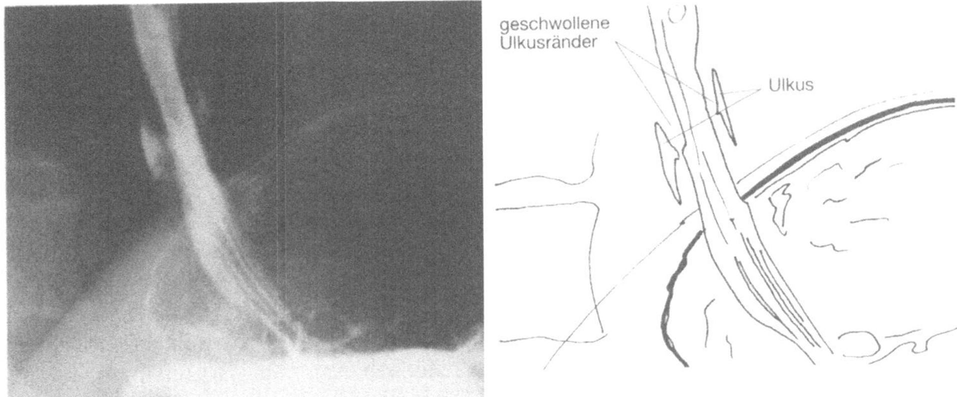

Abb. 54. 29jähriger homosexueller Patient, Stadium Aids, ausgeprägtes Kaposi-Sarkom der Haut. *Befund:* Im unteren Ösophagus ca. 8 cm oberhalb der Kardia 2 sich gegenüberliegende KM-Depots, die das normale Ösophaguslumen überschreiten; scheinbare Abtrennung durch 4 – 5 mm breites Aufhellungsband. *Beurteilung:* Zwei große CMV-Ulzera

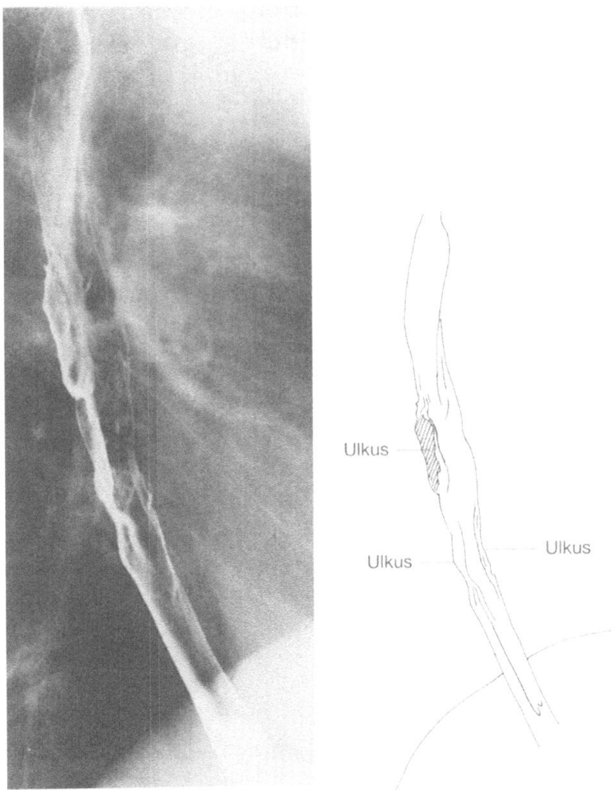

Ösophagusvarizen

> Erweiterte und geschlängelte Venen der Ösophaguswand infolge eines erhöhten Venendrucks im Pfortadersystem oder in der V. cava superior.

Pathogenese

Unter normalen Bedingungen wird das venöse Blut des distalen Ösophagusdrittels in das Pfortadersystem, das der oberen zwei Drittel in die obere Hohlvene drainiert. Diese beiden Drainagewege sind untereinander durch Anastomosen verbunden. Liegt eine Abflußbehinderung (oder ein Stop im Bereich der V. porta) vor, so öffnen sich die Anastomosen, und es kommt zur Flußumkehrung sowie bei anhaltender Drucksteigerung zur Dilatation und Schlängelung des Venenplexus in der Ösophaguswand. Am häufigsten werden die Varizen durch eine Leberzirrhose mit begleitender portaler Hypertension hervorgerufen. Besteht der Verdacht auf das Vorliegen einer Pfortaderthrombose, kann diese sonographisch, angiographisch oder mittels Computertomographie (Kontrastmittel i.v.) gesichert werden. Varizen ohne portale Hypertension sind relativ selten. Die Obstruktion der V. cava superior kann durch ein Bronchial- oder Ösophaguskarzinom sowie große Strumen bedingt sein. Die dann zu beobachtenden Ösophagusvarizen werden auch Down-hill-Varizen genannt.

Die Venen bilden in der Ösophaguswand einen oberflächlichen subepithelialen und einen tiefer gelegenen submukösen Venenplexus. Beide sind untereinander durch die Vv. perforantes verbunden. Infolge einer Venenschwäche können hierdurch als Rarität auch primäre Ösophagusvarizen beobachtet werden. Im distalen Ösophagus überwiegen Varizen der subepithelialen Venen bei häufigem Fehlen der Perforansvenen. Jene sind durch ihre Lage am stärksten rupturgefährdet, die meisten Blutungen liegen deshalb im distalen Bereich.

Klinik

Varizen erzeugen praktisch keine subjektiven Beschwerden. Die wichtigste Komplikation der Ösophagusvarizen ist die Varizenblutung, die stets lebensbedrohlich ist (Demling 1984). Am häufigsten ist die Blutungsquelle im Bereich der distal gelegenen subepithelialen Venen (80%). In diesem Bereich wird die Blutungsneigung durch entzündliche Veränderungen mit Erosionen verstärkt.

Röntgensymptome

Die Röntgenuntersuchung der Speiseröhre ist nichtinvasiv und für den Patienten sehr schonend, zumal keine Gefahr besteht, daß dadurch eine

Blutung ausgelöst wird. Eine Röntgenuntersuchung der Speiseröhre zur Varizendiagnostik ist eine einfache und reproduzierbare Methode, die sowohl als Screening-Untersuchung als auch zur Verlaufskontrolle (z. B. nach Shunt-Operation) eingesetzt werden kann.

Die Darstellbarkeit der Ösophagusvarizen hängt vom hydrostatischen Druck, der Peristaltik und der Respirationsphase ab. Am besten lassen sich Ösophagusvarizen daher im Liegen, nach abgelaufener peristaltischer Welle und in Exspiration nachweisen. Um dies zu erreichen, soll der Patient einen großen Schluck der „dicken Paste" (dickflüssiger Bariumbrei) trinken, jedoch ohne nachzuschlucken. Durch die nachfolgende Selbstreinigung des Ösophagus verbleibt ein dünner Schleimhautbeschlag. Anschließend wird der Patient in horizontale Lage gebracht, wodurch sich häufig schon die Varizen füllen. Um diese Füllung noch zu verstärken, kann zusätzlich ein Valsalva-Manöver unter Respiration durchgeführt werden. Einige Autoren beschreiben eine weitere Verbesserung der Darstellbarkeit der Ösophagusvarizen unter Gabe von n-butyl-Scopolamin (Buscopan). Einen sog. Müller-Versuch (forcierte Inspiration bei geschlossener Glottis) zu erklären, ist oftmals problematisch. Abgewandelt nach Bartelt fordert man den Patienten auf, während der Inspiration zu phonieren. Durch beide Versuche wird im Thorax ein Unterdruck erzeugt und dadurch die Füllung der Varizen erleichtert.

Den charakteristischen Befund der Ösophagusvarizen im Ösophagogramm stellen perlschnurartige Wulstungen und wandständige Füllungsdefekte unter erhaltener Elastizität dar. Kleine Varizen fallen oft lediglich durch eine wellenförmige Auftreibung der Längsfalten auf. Größere Varizen sind serpinginöse longitudinale Füllungsdefekte (Abb. 56). Bei der pathologischen Verdickung der normalerweise schlanken Längsfalten ist jedoch nicht deren absolute Breite, sondern die in ihrem Verlauf erkennbare Kaliberschwankung ausschlaggebend. Charakteristisch für Ösophagusvarizen ist ferner, daß der beschriebene Füllungsdefekt nicht konstant ist, sondern seine Form in Abhängigkeit von Lage und Druckversuchen (s. oben) verändert. Radiologisch findet man am häufigsten variköse Veränderungen im distalen Ösophagus, die kranialwärts abnehmen, jedoch auch den gesamten Ösophagus betreffen können. In diesen Fällen läßt sich meistens eine portale Hypertension als Ursache der Varizenbildung eruieren. In seltenen Fällen werden Varizen im distalen Ösophagusdrittel auch bei Kardiatumoren beschrieben.

Solitäre Varixknoten im mittleren Ösophagusdrittel finden sich gelegentlich bei älteren Patienten und sind ohne Krankheitswert. Varizen in den oberen 2 Dritteln des Ösophagus sprechen für eine Abflußbehinderung im Bereich der V. cava superior, z. B. bei oberer Einflußstauung (Down-hill-Varizen). Zeigt sich neben den dargestellten Füllungsdefekten (submuköse Ösophagusvarizen) auch ein paraösophagealer Begleitschatten im rechten zwerchfellnahen Ösophagusbereich, so kann dies ein Hinweis auf zusätzliche peri- und paraösophageale Varizen sein. Diese können allerdings nur durch eine Splenoportographie sowie neuerdings durch eine MRT-Angiographie dargestellt werden.

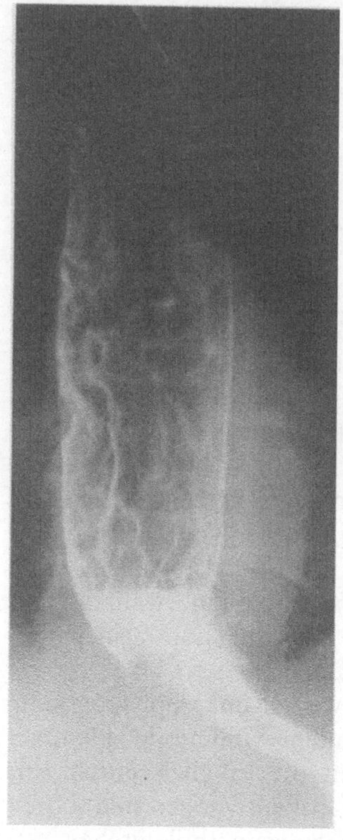

Abb. 56. 55jähriger männlicher Patient, bekannte Leberzirrhose. *Befund:* Serpinginös verlaufendes Faltenrelief mit polypösen „Aufweitungen", die im tangentialen Strahlengang als wandständige Defekte zur Darstellung kommen und von kaudal nach kranial an Intensität abnehmen. *Beurteilung:* Ausgeprägte Ösophagusvarizen

Probleme

Bei der Suche nach Ösophagusvarizen ist die Doppelkontrastuntersuchung des Ösophagus im Stehen weniger aussagekräftig, denn die Varizen kollabieren durch die Dehnung der Ösophaguswand und durch die orthostatische Entlastung des Ösophagus. Wurde zuviel Kontrastmittel eingesetzt, können die Varizen im Monokontrast überlagert werden. Dann sollte die Untersuchung nach einer kurzen Phase der Selbstreinigung durchgeführt werden. Während des Schluckaktes werden die Varizen kleiner bzw. können sich komplett entleeren und somit nicht zur Darstellung kommen. Insgesamt ist der Füllungszustand der Varizen raschen Schwankungen unterworfen.

Differentialdiagnose

Der Röntgenbefund bei ausgeprägten Ösophagusvarizen ist nahezu pathognomisch, so daß sich eine Differentialdiagnose meistens erübrigt. Lokalisierte, varizenartige Füllungsdefekte müssen gegen intramurale oder polypös wachsende Raumforderungen abgegrenzt werden. Hier ist auf die Verformbarkeit der Varizen durch die Peristaltik bzw. Lageänderung etc. zu achten. Außerdem ist die Elastizität der Speiseröhre in dem betroffenen Areal nicht eingeschränkt.

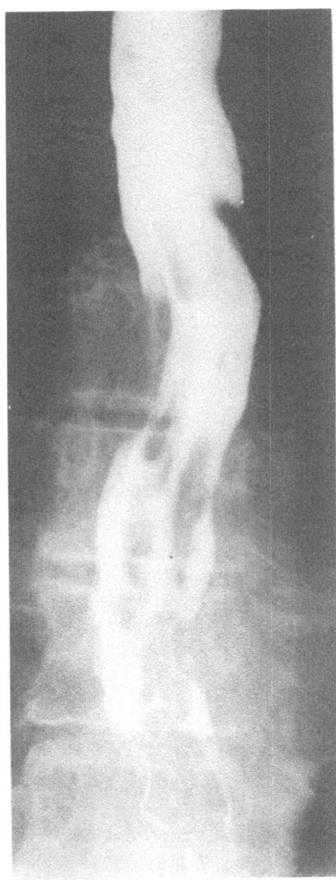

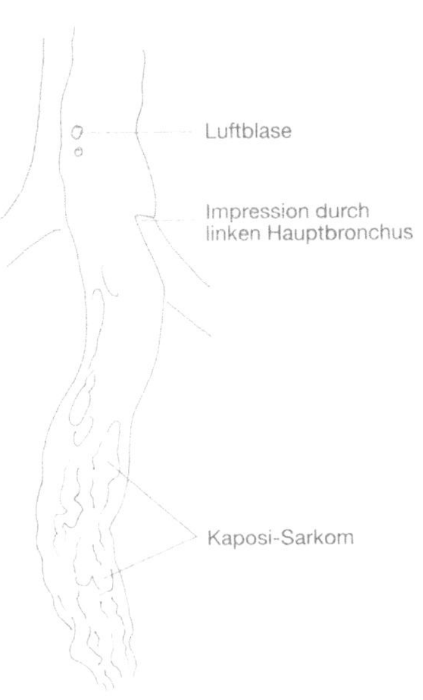

Abb. 57. 54jähriger männlicher Patient. *Befund:* Multiple großflächige KM-Aussparungen, bogig scharf begrenzt, jedoch gut voneinander abgrenzbar, in Längsachse ausgerichtet. *Beurteilung:* Diffuser Kaposi-Sarkombefall des distalen Ösophagus bei HIV-positivem Patienten

Endoskopisch lassen sich die Ösophagusvarizen unter Abschätzung ihrer Größe und Häufigkeit und unter Berücksichtigung evtl. vorhandener zusätzlicher Erosionen („cherry red spots") in 4 Stadien einteilen. Dagegen können die varikösen Aufweitungen im Ösophagogramm unter annähernd standardisierten, reproduzierbaren Bedingungen exakt ausgemessen werden und als Verlaufsparameter dienen.

Differentialdiagnostisch sind das Kaposi-Sarkom (Abb. 57) sowie submuköse Raumforderungen (Abb. 58) abzugrenzen. Diese stellen jedoch mehr lokalisierte Befunde dar. Sie sind allerdings durch ihre submuköse Lage schwer nachweisbar und können ähnlich wie Varizen in der Doppelkontrasttechnik durch eine Dehnung des Ösophagus abgeflacht werden.

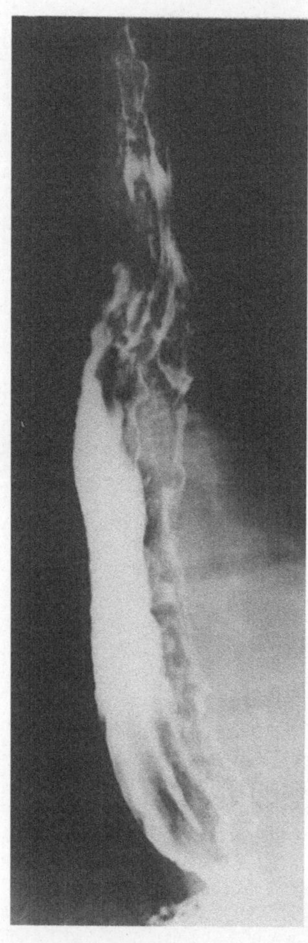

Abb. 58. 34jähriger männlicher Patient, HIV-positiv, keine Beschwerden. *Befund:* Unregelmäßiges Faltenrelief, z.T. serpinginös begrenzt; insbesondere im mittleren Abschnitt starke Faltenverbreiterung und polypöse Aufweitungen. Schwerpunkt der Veränderungen eher kranial. *Beurteilung:* Ausgeprägtes Kaposi-Sarkom des gesamten Ösophagus. DD: Down-hill-Varizen. Variköses Ösophaguskarzinom (s. auch Abb. 64)

Ösophaguskarzinom

> Die mit Abstand (über 90%) häufigste maligne Neubildung der Speiseröhre. Daran versterben pro Jahr ca. 2000 Patienten in der Bundesrepublik Deutschland (alte Länder) (Remmele 1984). Das Ösophaguskarzinom ist somit für ca. 1% aller Todesfälle infolge maligner Neubildungen verantwortlich.

Pathogenese

Als prädisponierende Faktoren für die Entwicklung eines Ösophaguskarzinoms gelten:

1. Narbenstrikturen nach Verätzungen; ungefähr ein Drittel der Verätzungen entwickelt nach langjährigem Verlauf ein Karzinom, hier v. a. im Bereich der Trachealbifurkation.
2. Achalasie (unterschiedliche Frequenzangabe 0–20%).
3. Plummer-Vinson-Syndrom, besonders Frauen.
4. Chemische Noxen; insbesondere Alkohol- und Nikotinabusus (Whiskytrinker 25faches Risiko, Biertrinker 10faches Risiko gegenüber Abstinenzlern), Bethelnußkauen.
5. Thermische Noxen (heißer Tee).

In über 90% aller Fälle handelt es sich beim Ösophaguskarzinom um ein Plattenepithelkarzinom unterschiedlichen Differenzierungsgrads. Das primäre Adenokarzinom geht von Schleimhautdrüsen des Ösophagus oder versprengten Magenschleimhautinseln aus. Es ist mit 2–8% wesentlich seltener.

Klinik

Klinische Symptome des Ösophaguskarzinoms treten relativ spät auf und werden anfänglich oft mißgedeutet. Hierbei müssen die vom Patienten angegebenen Lokalisationen der verschiedenen Symptome (Dysphagie etc.) nicht mit der Höhe des Befalls übereinstimmen. Da der Ösophagus in der Lage ist, sich elastisch zu dehnen, treten vermutlich Stenosebeschwerden erst dann auf, wenn der größte Teil der Zirkumferenz vom Tumor befallen ist (Demling 1984). Die dann auftretenden starken Schluckbeschwerden zwingen den Patienten bald, größere Nahrungsbestandteile zu vermeiden. Somit nehmen die Patienten rasch an Gewicht ab. Erst in Spätstadien treten Blutungen auf bzw. kann es durch den Einbruch des Tumor in Nachbarorgane zu Komplikationen kommen. Andererseits könne die oben erwähnten Symptome überlagert werden durch die lange Anamnese bei bekannter Refluxösophagitis oder benignen Stenosen (s. o.). Bei diesen lang dauernden Beschwerdebildern sollte insbesondere ein Wechsel der Symptomatik eine radiologische Abklärung veranlassen.

Röntgensymptome

„Die wichtigste radiologische Untersuchungsmethode bei Verdacht auf ein Ösophaguskarzinom ist das Ösophagogramm (Ösophagusbreischluck)" (Felix und Lochner 1982).

Im wesentlichen werden 3 verschiedene makroskopische Erscheinungsformen des Ösophaguskarzinoms unterschieden:

- Polypöse, pilzartig wachsende Tumoren
- Medulläre Karzinome mit zentralem Zerfallskrater
- Infiltrativ wachsende szirrhöse Karzinome

Hiervon wird das sog. oberflächliche oder Frühkarzinom abgegrenzt. Dieser letztere Begriff sollte jedoch der histologischen Untersuchung vorbehalten bleiben, da das „Frühkarzinom" definiert wird als Karzinom, dessen Invasion auf Mukosa und Submukosa beschränkt ist, mit – allerdings (noch) begrenztem Tiefenwachstum. Abzugrenzen ist es vom Oberflächenkarzinom oder Carcinoma in situ, da es sich um ein invasives, potentiell metastasierendes Karzinom handelt. Somit bedarf es in der Regel einer radikalen operativen Therapie. Die Flächenausdehnung spielt für die Definition hingegen keine Rolle. Die Entdeckung eines Frühkarzinoms (Abb. 59) ist sowohl radiologisch als auch endoskopisch eine Zufallsdiagnose, da die klinischen Symptome erst in weiter fortgeschrittenen Stadien eintreten (s. oben) (Abb. 60). Bei allen makroskopischen Wachstumsformen des Ösophaguskarzinoms ist die Wandstarre im betroffenen Bereich ein wichtiges radiologisches Symptom. Auch bei wenig veränderter Oberflächenstruktur lassen sich kranial Motilitätsstörungen des Ösophagus, z. B. tertiäre Kontraktionen, beobachten. Bei ausgedehntem Befund mit deutlicher Einengung des Lumens kommt es prästenotisch zu einem Aufstau und einer Dilatation des Ösophaguslumen mit Stase des Speisebreis (Spiegelbildung). Somit wird gelegentlich eine Luftsäule auf der Thoraxübersichtsaufnahme, insbesondere Seitaufnahme, oberhalb der Tumorstenose als Zeichen für diese Motilitätsstörung gefunden. Unabhängig vom Wachstumstyp (s. unten) läßt sich häufig in Höhe der Läsion ein Weichteilschatten bzw. eine Wandverdickung des Ösophagus beobachten, die dem Tumor entspricht. Diese ist in tangentialer Einstellung zu erkennen (s. Abb. 67).

Die polypösen Formen des Ösophaguskarzinoms sind am häufigsten, während medulläre und szirrhöse Karzinome lediglich zu 15% bzw. 25% vorkommen. Zwischen diesen 3 Grundtypen gibt es außerdem Übergangsformen.

Bei der *polypösen* Wachstumsform des Ösophaguskarzinoms (Abb. 61 a, b) finden sich exzentrische, breitbasig aufsitzende Füllungsdefekte, die scharfrandig in das mit Kontrastmittel gefüllte Ösophaguslumen hereinragen. Ihre Oberfläche ist häufig unregelmäßig geformt und besitzt einen knolligen Charakter (polyzyklisch). Der anfänglich oft stumpfe Winkel zwischen unbefallener Ösophaguswand und Füllungsdefekt wird zunehmend spitzer. Bei großem Füllungsdefekt und bleibendem stumpfem Winkel spricht dies eher für

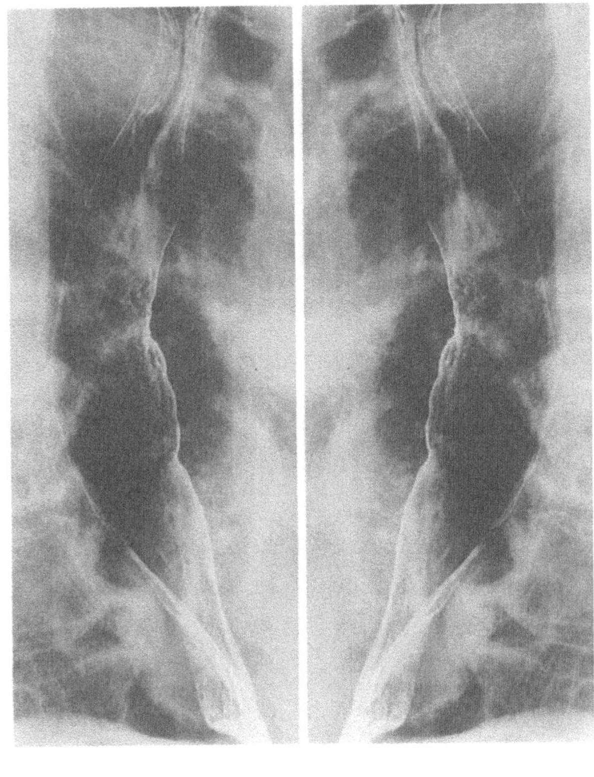

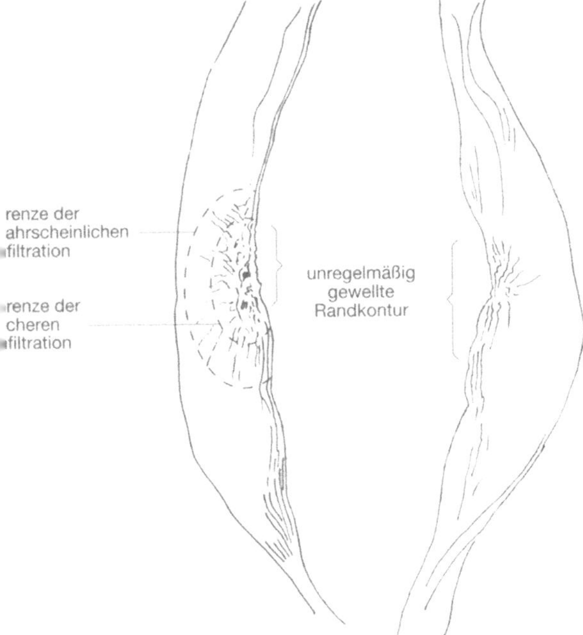

Abb. 59. 65jähriger männlicher Patient. *Befund:* Im Bereich der vorderen Ösophaguswand kurz unterhalb der Trachealaufzweigung unregelmäßig gewellte Randkontur über ca. 3 cm, in Aufsicht kleinknotig verändertes Areal. *Beurteilung:* Frühes Karzinom des Ösophagus (histologisch bestätigt). (Die Bilder verdanken wir Herrn Chefarzt Dr. med. E. Trüber, Leopoldina-Krankenhaus, Schweinfurt)

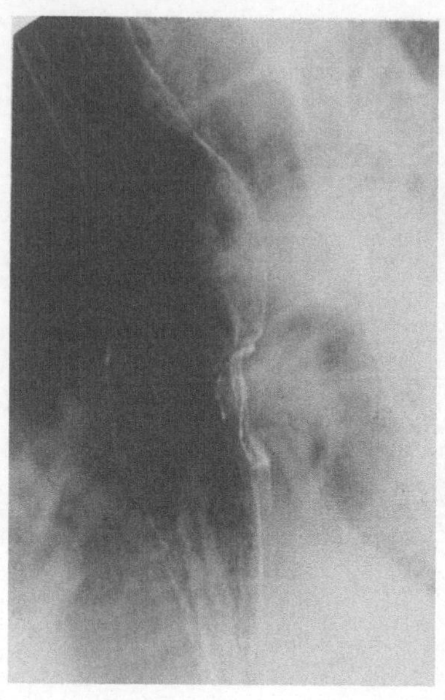

Abb. 60. 47jähriger männlicher Patient. *Befund:* Über 2 cm große Konturunterbrechung der links dorsolateral gelegenen Ösophaguswand mit polypöser Vorwölbung. *Beurteilung:* Frühes Ösophaguskarzinom

einen extraluminal wachsenden Tumor, der den Ösophagus lediglich komprimiert oder infiltriert (z. B. Bronchialkarzinom). Beim polypösen Ösophaguskarzinom kommt es ferner zu einer Lumeneinengung. Beim häufigen ulzerösen Zerfall zeigt sich eine zunehmende Unregelmäßigkeit der Oberfläche. Innerhalb der Kontrastmittelaussparung können sich so kontrastmittelgefüllte Nischen bilden, die über das „normalgedachte" Lumen des Ösophagus hinausragen können. Selten finden sich fernerhin Fisteln (besonders auch bei Radiatio). Diese sind bei einer Strahlentherapie gefürchtet.

Die *medulläre* Wachstumsform des Ösophaguskarzinoms mit Zerfallskrater zeigt radiologisch häufig eine exzentrische oder länglich zirkuläre Stenose mit zerklüfteter Oberfläche und einem langen Ulkuskrater, der eine Lumenerweiterung vortäuschen kann (!). Als Haudeck-Falte wird der ulkusbegrenzende Tumorwulst bezeichnet. In tangentialer Ansicht kann der Tumorwelt das Kontrastmitteldepot des großen Ulkuskraters scheinbar vom Lumen des Ösophagus abtrennen („meniskus-sign"). Es handelt sich hierbei also um einen gleichen Mechanismus wie bei der Entstehung des Röntgensymptoms der sog. Hampton-Linie des allerdings benignen (!) Magenulkus. Haudeck-Falte und „meniskus-sign" gelten als charakteristisch für ein medullär-ulzerierendes Ösophaguskarzinom.

Die 3. Grundform des Ösophaguskarzinom, das *infiltrierend-szirrhös* wachsende Karzinom, zeigt sich lange Zeit lediglich als Wandstarre mit langsam zunehmender ring- oder trichterförmiger Stenose. Die Kontrastmittelsäule bleibt glatt konturiert, weil die normale Schleimhautoberfläche lang erhalten ist. Im fortgeschrittenen Stadium wird die Schleimhaut allerdings zerstört und radiologisch kann eine zunehmende Konturunregelmäßigkeit und Ulzeration beobachtet werden (Abb. 62 und 63).

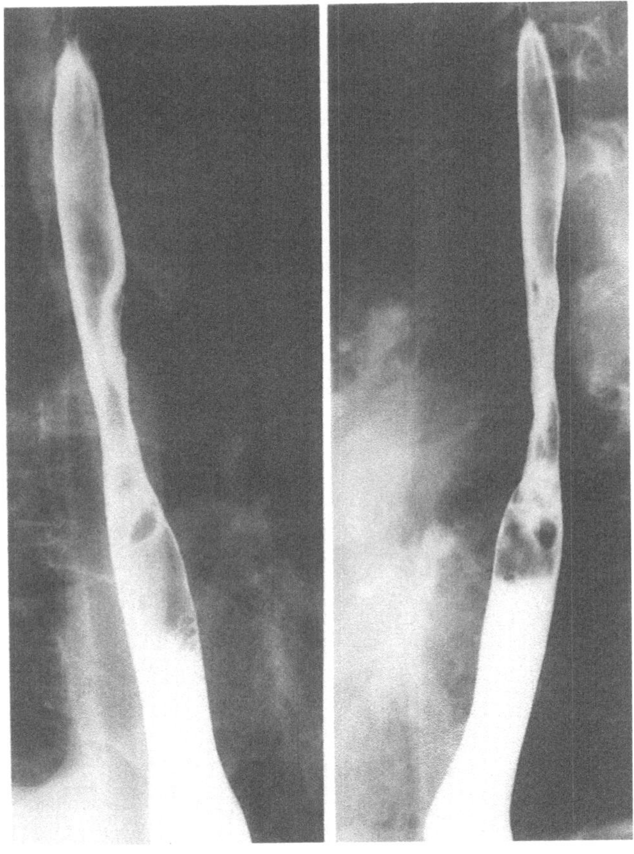

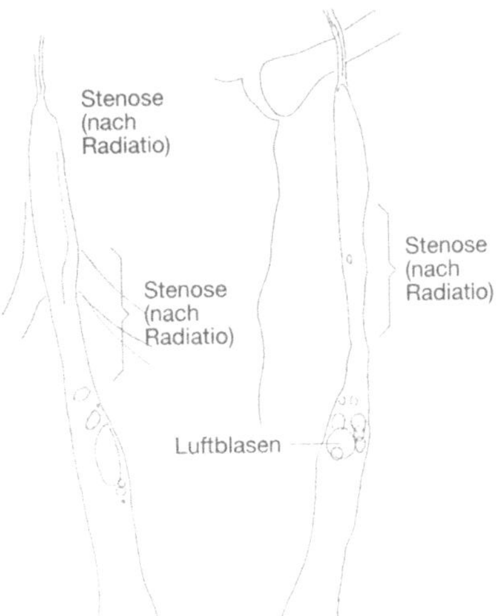

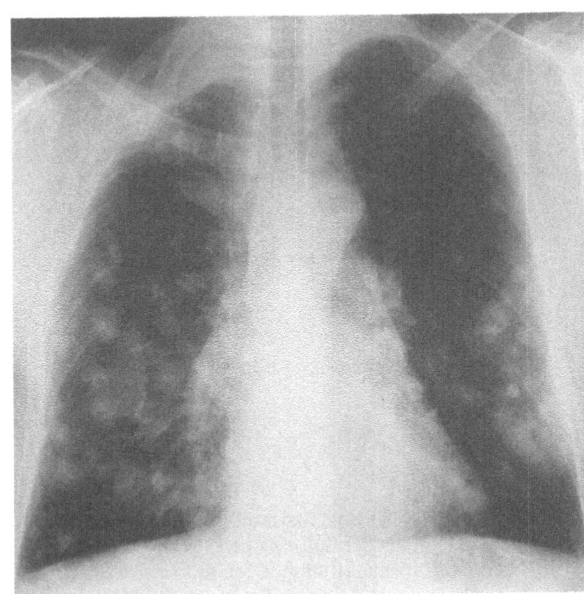

Abb. 61 a, b. 54jähriger männlicher Patient. *Befund:* Polypöses Ösophaguskarzinom im mittleren Drittel; über eine Strecke von 8 cm zerklüftete Schleimhaut. Nach Radiatio mit 50 Gy bleibt in der selben Höhe eine langstreckige diskrete Stenosierung. Schleimhautkonturen glatt, radiologisch jetzt kein Resttumor mehr nachweisbar (**a**). *Thorax p.-a.* (**b**). *Befund:* Zustand nach Rippenserienfraktur rechts mit ausgeprägter pleuraler Mantelschwiele, kranial betont. In sämtlichen Lungenabschnitten bis zu 2 cm große Rundherde. *Beurteilung:* Diffus pulmonal metastasiertes (Rarität!) Ösophaguskarzinom (histologisch gesichert)

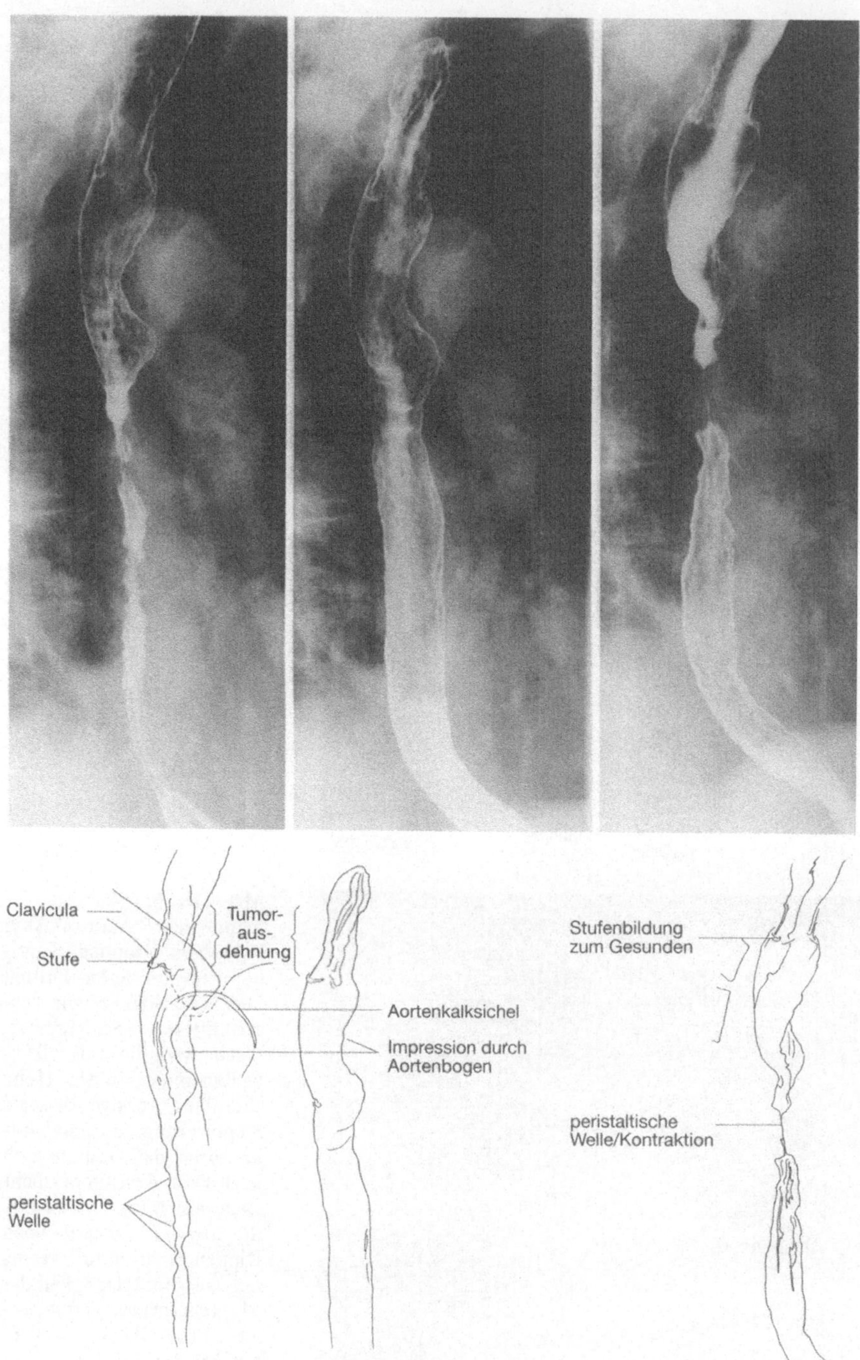

Abb. 62. 82jähriger männlicher Patient, reduzierter Allgemeinzustand; Globusgefühl. *Befund:* Im oberen Ösophagusdrittel ca. 5 cm langer Anteil, der sich auf allen 3 Aufnahmen nicht vollständig aufweitet; unregelmäßige Schleimhaut; kleine Stufenbildung mit relativ scharfer Grenze. *Beurteilung:* Fortgeschrittenes infiltrierend ulzeröses Ösophaguskarzinom

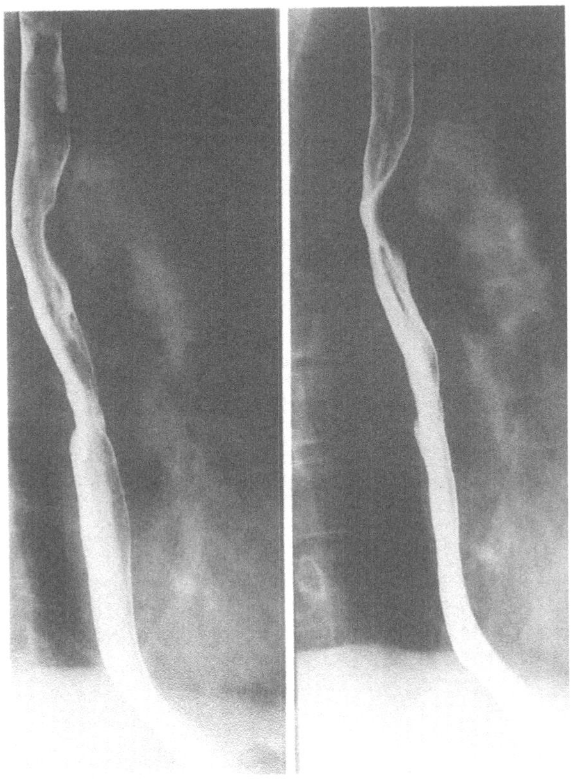

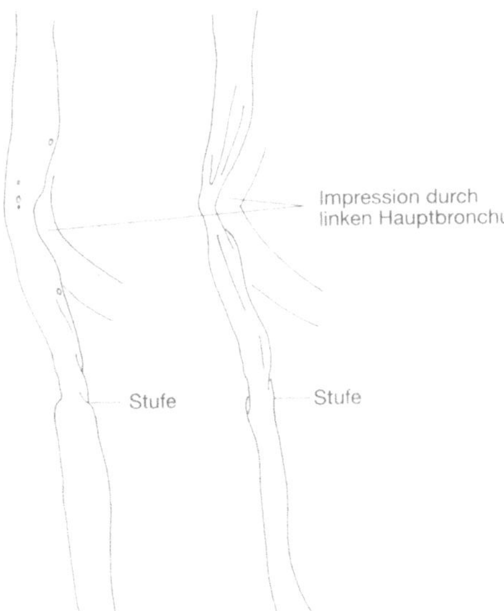

Abb. 63. 43jähriger männlicher Patient. *Befund:* Starre Ösophaguswand im mittleren Drittel mit unauffälliger Schleimhautkontur, jedoch deutlicher Stufenbildung zum distalen Drittel. Impression des linken Hauptbronchus. *Beurteilung:* Szirrhöses Ösophaguskarzinom mit noch intakter Schleimhaut. Länge 2,5 cm

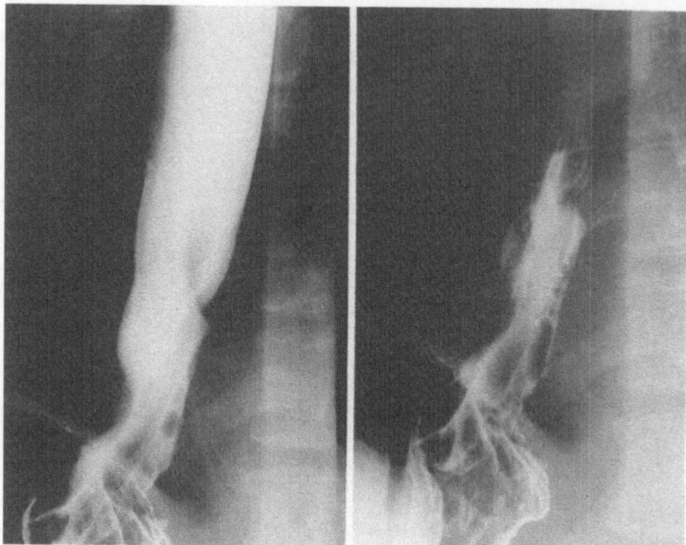

Abb. 64. 50jähriger männlicher Patient, HIV-positiv. *Befund:* Ausgeprägte Faltenverdickung im Bereich des distalen Ösophagus. *Beurteilung:* Malignes Lymphom des Ösophagus (endoskopisch-histologisch). Im Gegensatz zu Varizen keine perlschnurartige Aufweitung, sondern konstante Weitstellung der Falten

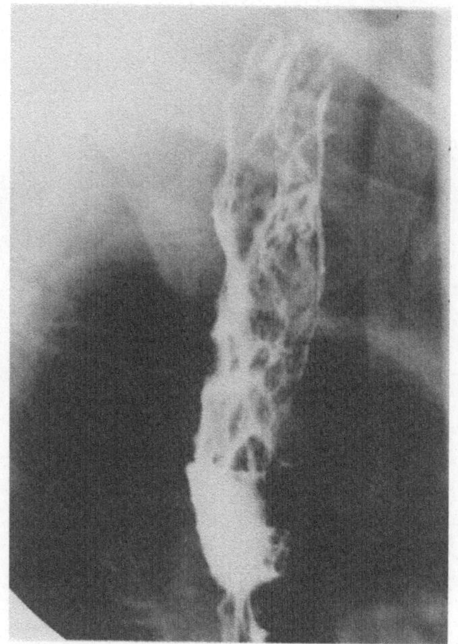

Abb. 65. 74jährige Patientin. *Befund:* Unregelmäßige Schleimhautkontur mit multiplen polypösen KM-Aussparungen und serpinginöser Faltenstellung. *Beurteilung:* Lymphosarkom des Ösophagus (histologisch gesichert), schwierige Abgrenzung gegenüber polypösem Karzinom und Ösophagusvarizen

Differentialdiagnose

Die Abgrenzung kleiner polypöser Veränderungen beim Ösophaguskarzinom gegenüber gutartigen Geschwulsten – die allerdings selten auftreten – ist radiologisch nicht möglich (Abb. 64). Deshalb ist bei einer polypösen Veränderung immer eine Endoskopie mit Biopsie indiziert.

Große polypöse Füllungsdefekte sind meist eindeutig, insbesondere wenn zusätzlich ulzerierende Veränderungen dargestellt werden können (Abb. 65). Die Differentialdiagnose eines diffusen, polypös-wachsenden Ösophaguskarzinom gegenüber varikösen Veränderungen bzw. die Differentialdiagnose kleiner polypöser Veränderungen gegenüber einem einzelnen Varixknoten ist durch die Verformbarkeit und den inkonstanten Befund bei den Varizen unproblematisch.

Zur Differentialdiagnose der Ulzerationen s.S. 32ff.

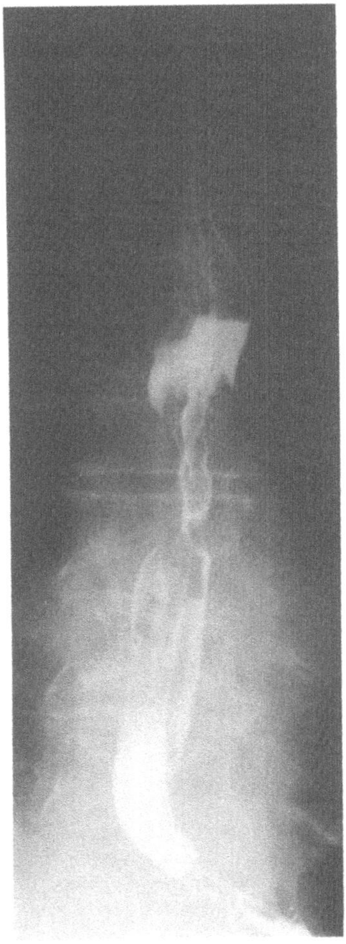

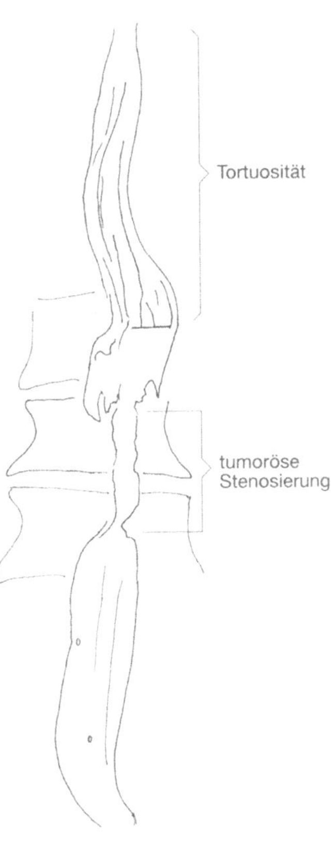

Abb. 66. 78jähriger männlicher Patient. *Befund:* 5 cm langes Ösophaguskarzinom, zirkulär wachsend mit Tumorschulter; die kraniale Tortuosität spricht für eine Inoperablität

Am schwierigsten erscheint die Abgrenzung trichterförmiger, mehr oder weniger langstreckiger Stenosen mit intakter Schleimhaut. Peptische Stenosen im mittleren Ösophagusdrittel, Stenosen nach Säure- oder Laugenverätzungen, sekundäre Karzinome nach Stenosen aufgrund der vorgenannten Ursachen, Zustand nach Radiatio, Engstellung des distalen Ösophagus bei Achalasie oder auch der Chagas-Krankheit sowie das primäre infiltrierend wachsende szirrhöse Karzinom des Ösophagus gehören zur Differentialdiagnose. Sie ist oft anhand einer Untersuchung nicht zu stellen. Vielfach wird die Diagnose erst nach langjähriger Beobachtung evident. Wichtig ist in jedem Fall ein Vergleich mit evtl. vorhandenen Voraufnahmen. Bei Erstdiagnose einer langstreckigen Stenose sind computertomographische bzw. endosonographische Untersuchungen (sofern infolge der Lumeneinengung möglich) essentiell. Bei Nichtvorliegen einer Achalasie mit normalweitem Ösophagus sollte eine konstante Engstellung des unteren Ösophagusmunds über eine Länge von mehr als 2 cm an ein szirrhös wachsendes Ösophaguskarzinom denken lassen.

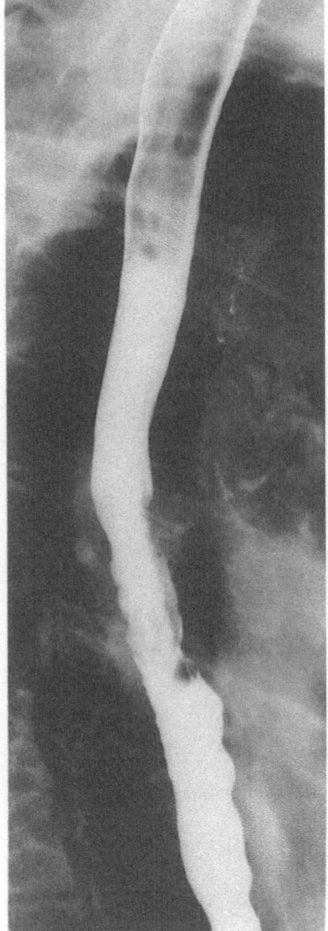

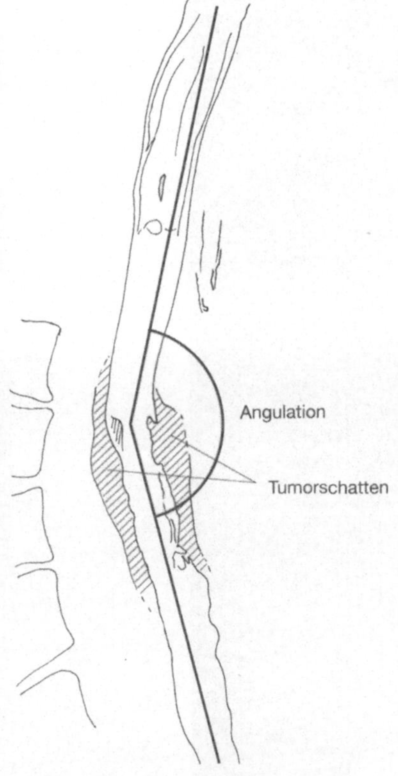

Abb. 67. 60jähriger männlicher Patient. *Befund:* Zirkulär, polypös wachsendes, ca. 5,5 cm langes Ösophaguskarzinom mit kleinen flachen Ulzerationen. Tumorschatten. Deutliche Achsknickbildung (Angulation)

Radiologische Beurteilung der Operabilität

Die Beurteilung der Operabilität ist im Ösophagogramm anhand verschiedener Kriterien möglich.

Ein erstes wichtiges Kriterium für das Vorliegen von Lymphknotenmetastasen ist die Längsausdehnung. Bei < 5 cm liegen nur in 5 %, bei > 5 cm in ca. 90 % der Fälle Lymphknotenmetastasen vor, wobei die Lymphknotenmetastasierung ein 5–8 cm großes Karzinom i. allg. inoperabel macht. Weitere wichtige Kriterien hinsichtlich der Umgebungsinfiltration bietet die Beurteilung der Ösophagusachse. Hier sind hervorzuheben:

- Tortuosität proximal der Stenose (Verwindung) (Abb. 66),
- Angulation in Tumorhöhe (Abb. 67),
- Deviation der Tumorregion aus der Achse (Abb. 68),
- Verlagerung des Organs mit abnormer Distanz zur Wirbelsäule (Schrägaufnahme) (Abb. 69).

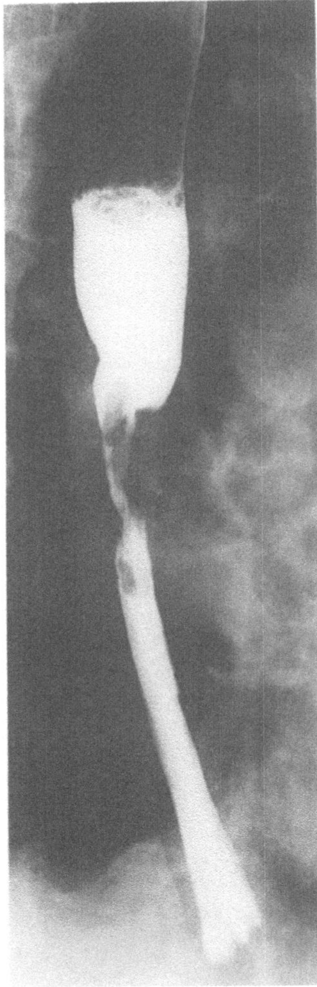

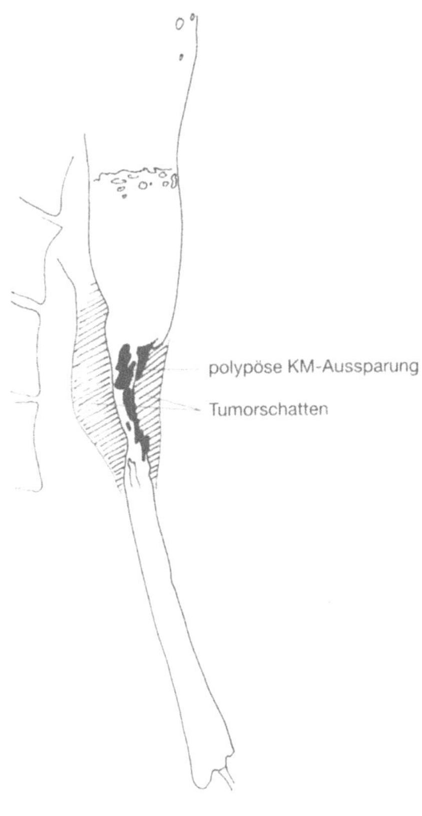

Abb. 68. 63jähriger männlicher Patient. *Befund:* Ca. 5 cm langes Ösophaguskarzinom. Tumorschatten! Deutliche Deviation der Tumorregion aus Achse. KM-Aussparung entspricht Speisebolus

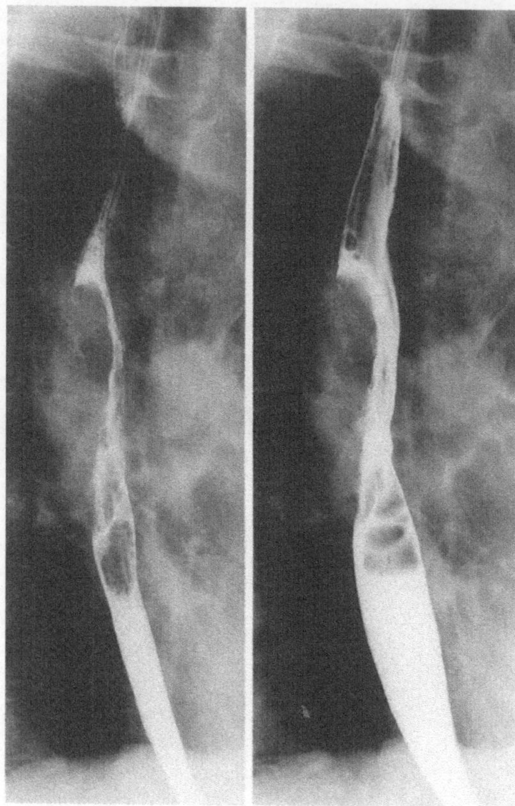

Abb. 69. 55jähriger männlicher Patient. *Beurteilung:* Polypöses Ösophaguskarzinom im mittleren Ösophagusdrittel. Tumorschulter, ca. 9 cm Längsausdehnung. Deutliche Verlagerung des durchflossenen Lumens sowie des gesamten Organs (gedachte Achse) nach ventral in Tumorhöhe

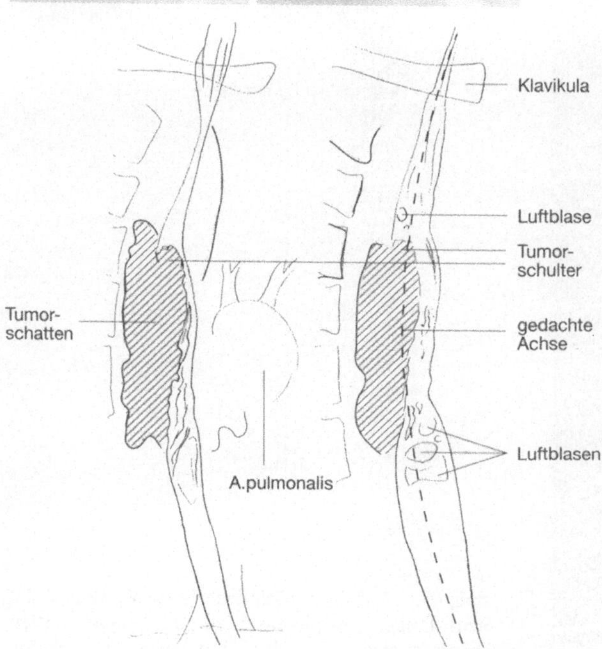

Achalasie

Fehlen der kompletten schluckreflektorischen Erschlaffung des unteren Ösophagussphinkters infolge eines Mangels inhibitorischer Neurotransmitter (VIP = vasoaktives intestinales Peptid), v. a. im Bereich des Plexus myentericus (Auerbach-Plexus). Inzidenz ca. 1:100 000 Einwohner/Jahr. Männer/Frauen gleich häufig.

Anhand der tubulären (oberhalb des Sphinkters gelegene Abschnitte der Speiseröhre) Peristaltik werden 2 verschiedene Erkrankungsformen unterschieden: Die häufigere (ungefähr 90 %) ist die *hypo- bis amotile Form*, bei der es zu einer progredienten Verminderung der progressiven Peristaltik kommt. Seltener (5–10 %) findet sich die sog. *hypermotile Form*, die durch Kontraktionen meist normaler Amplitudenhöhe mit vermehrtem Auftreten tertiärer Kontraktionen (wie beim idiopathischen diffusen Ösophagusspasmus) charakterisiert ist.

Klinik

Im Initialstadium wird eine Achalasie oft verkannt. Klinisches Leitsymptom ist die oft unerkannte Dysphagie. Bei hypermotiler Form treten häufiger Schmerzen auf; hierdurch können pektanginöse Beschwerden vorgetäuscht werden. Im Verlauf der Erkrankung kann es zu enormen Dilatationen des Ösophagus kommen. Weiterhin wird Gewichtsverlust bis zum Marasmus beobachtet. Eine Achalasie – insbesondere bei langjährigem Verlauf – stellt in bis zu 4 % aller Fälle (Remmele 1984) eine Prädisposition für die Entstehung eines Ösophaguskarzinoms dar. Die genaue Pathogenese ist ungeklärt. Die Patienten sind häufig durch Aspirationspneumonie gefährdet.

Röntgensymptome

Die Diagnose wird zumeist anhand des Röntgenbefunds gestellt. Bei schweren Formen der Achalasie zeigt sich oft schon auf der p. a.-Übersichtsaufnahme eine Verbreiterung des Mediastinums nach rechts, die großbogig begrenzt ist (Abb. 70). Innerhalb dieser zeigt sich vergleichbar der Koprostase in einer Abdomenleeraufnahme eine fleckige Transparenzminderung. Retrokardial finden sich ebenfalls die genannten inhomogenen Verdichtungen sowie Spiegelbildung. Zusätzlicher Hinweis für das Vorliegen einer Achalasie kann das Fehlen der Magenluftblase sein (Ventilmechanismus der Flüssigkeitssäule).

   Die Kontrastmitteluntersuchung zeigt typische Befunde, die bestimmten Krankheitsstadien bzw. Erscheinungsformen zuzuordnen sind. Als konstantes Symptom bleibt der untere Ösophagussphinkter zunächst geschlossen. Es kommt zur Ausbildung einer Kontrastmittelsäule mit Spiegelbildung. Erst ab Erreichen eines bestimmten hydrostatischen Drucks (Höhe des Spiegels) öffnet der untere Ösophaguspinkter. Beim Kontrastmittelübertritt in den Magen

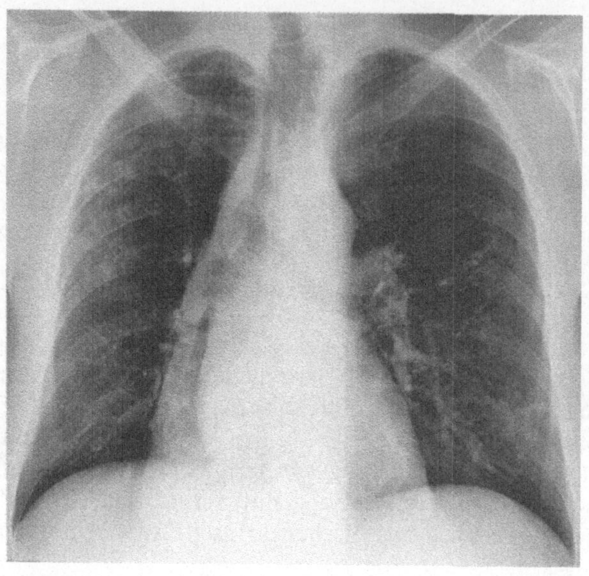

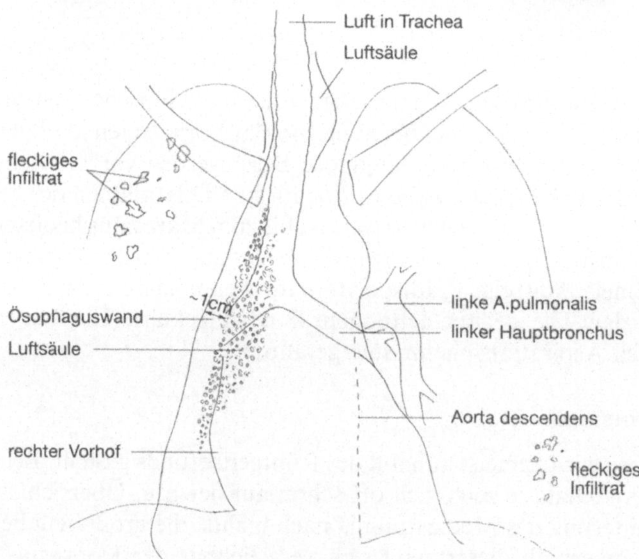

Abb. 70. 41jähriger männlicher Patient mit rezidivierenden Pneumonien, Völlegefühl post-prandial; Fötor ex ore, Regurgitation. *Befund:* Verschattung rechts parakardial mit erhaltener rechter Herzkontur, die den Hilus überlagert. Im oberen Mediastinum Luftsäule in Projektion auf Ösophagus. Weiter kaudal blasenförmige Lufteinschlüsse. Fleckige Infiltrate rechtes dorsales Oberlappensegment sowie links basal. *Beurteilung:* Aspirationspneumonie bei Achalasie. Ösophaguswand im lateralen Rand der Verschattung als ca. 1 cm breite Verdichtung dargestellt; Ösophagus mit schaumigem Speisebrei gefüllt

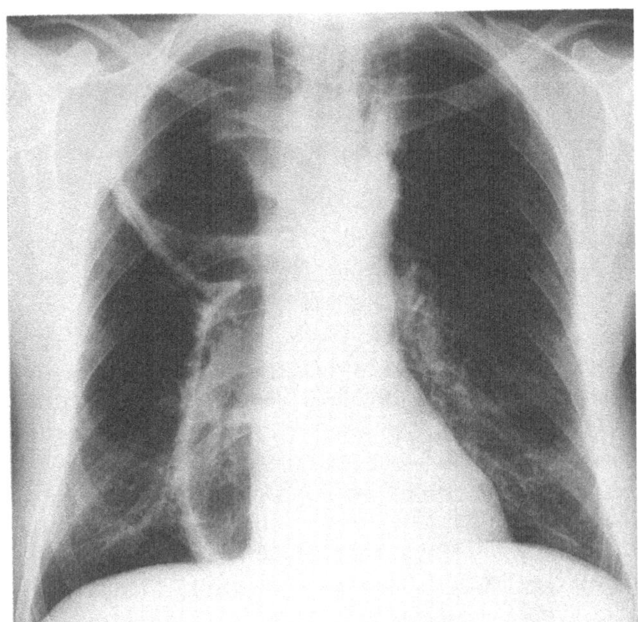

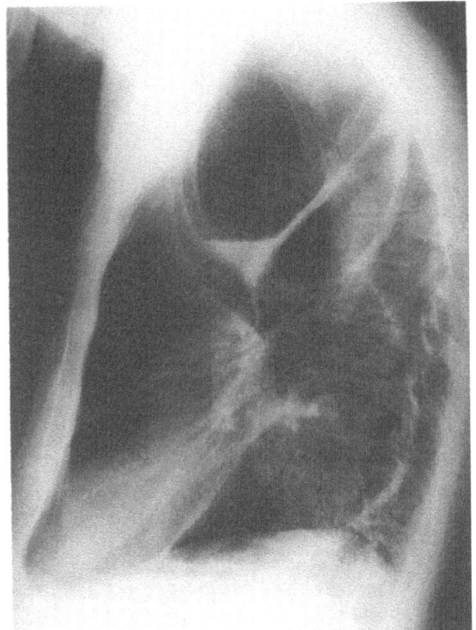

Abb. 71 a, b. 58jähriger Patient; bekannte Achalasie seit 1940 mit hochgradigem Mega-Ösophagus; vor 14 Monaten Witzel-Fistel, jetzt Befundkontrolle. *Befund:* Thorax in 2 Ebenen, vermehrte Transparenz im rechten Oberfeld; hier fehlende Gefäßzeichnung; beidseits dieses Befunds ca. 5 mm breite linienförmige Verdichtung. Rechts parakardiale Verschattung unregelmäßiger Dichte. *Beurteilung:* Mega-Ösophagus bei Achalasie. Der 5 mm breite Verdichtungsstreifen entspricht der Ösophaguswand. Kein Speisebrei, da Ernährung über Witzel-Fistel

kommt es zu keiner kompletten Öffnung des Sphinkters, so daß nur eine fadenförmige Kontrastmittelstraße zur Darstellung kommt; diese ergibt zusammen mit der darüberliegenden, konisch zulaufenden Kontrastmittelsäule den Aspekt einer „Radieswurzel" (s. auch Abb. 73).

Im ersten Stadium der Achalasie ist die komplette Entleerung deutlich verzögert, jedoch noch voll gewährleistet. Hier kann auch schon eine diskrete Dilatation beobachtet werden.

Bei Fortschreiten der Erkrankung dilatiert der Ösophagus stärker (größer als 4 cm), und es kommt zur Motilitätsstörung, die sich zunächst in einer Verminderung der Peristaltik bemerkbar macht. Bei massiver Dilatation – wir beobachteten einen Fall von mehr als 12 cm (Abb. 71) – kommt es durch Verbreiterung und Verlängerung zu einer serpinginösen Verformung des Ösophagus, die ein extremes Ausmaß annehmen kann. Diese S-förmigen Krümmungen können durch Abknickungen ihrerseits zu Abflußbehinderungen führen. In diesem Stadium finden sich immer ausgeprägte Retentionen von Speisebrei und verdicktem Schleim, so daß bei Kontrastmitteluntersuchung mit Bariumsulfat ein Schichtungsphänomen bzw. Kontrastmittelaussparungen auftreten (Abb. 72). Zur kompletten Darstellung des Ösophagus mit Kontrastmittelübertritt in den Magen benötigt man große Mengen von

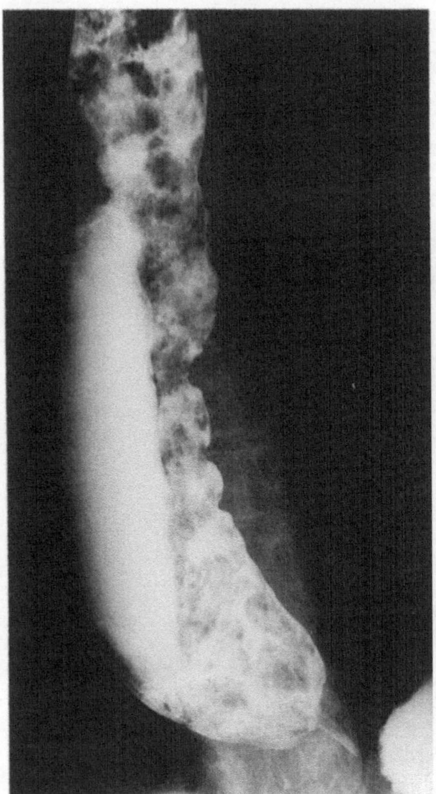

Abb. 72. 33jährige Patientin. *Befund:* Ösophagus in allen Abschnitten bis auf 7 cm aufgeweitet; konstant enggestellter Kardiabereich; inhomogene Kontrastierung mit multiplen KM-Aussparungen. Zarte Schleimhautfalten im Stenosenbereich. *Beurteilung:* Typisches Bild der Achalasie; KM-Aussparungen entsprechen unverdautem Speisebrei. Radiologische Erstdiagnose

Kontrastmittelbrei. Das Kontrastmittel umfließt in der Regel die Speisereste, welche durch ihre Beweglichkeit ggf. von einem seßhaften Tumor zu unterscheiden sind. Allerdings wird man einen Übertritt größerer Speiserestekonglomerate in den Magen äußerst selten beobachten.

Durch die geschilderten Veränderungen ist in fortgeschrittenen Stadien eine Beurteilung der Ösophagusschleimhautoberfläche im tubulären Teil ausgesprochen problematisch. Im Bereich des Sphinkters ist jedoch die Schleimhautoberfläche weiterhin unauffällig.

In weniger als 10% der Fälle wird neben der oben beschriebenen hypomotilen Form der Achalasie ein hypermotiles Erscheinungsbild beschrie-

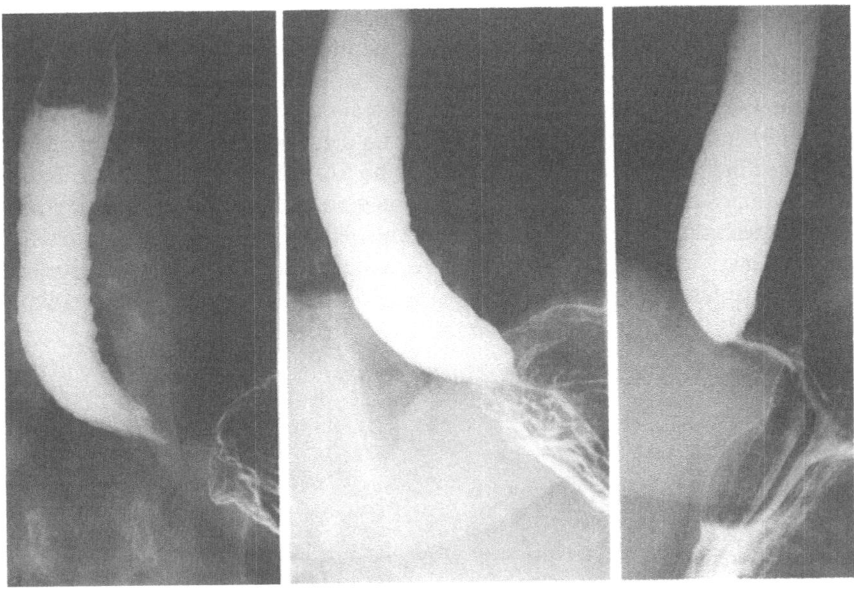

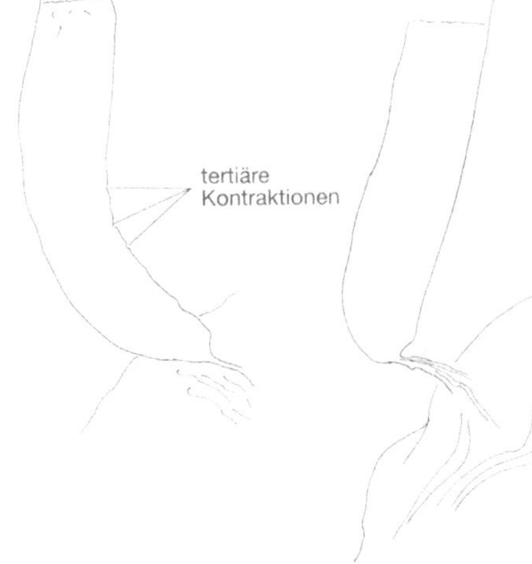

Abb. 73. 63jähriger männlicher Patient; Erbrechen von nichtsäurehaltigen Speiseresten im Schwall. *Befund:* Diskrete Weitstellung des Ösophagus; deutliche Spiegelbildung (über längere Zeit konstant). KM-Übertritt in Magen über konstant enggestellte Kardia mit unauffälligem Schleimhautrelief, teils tertiäre Kontraktionen. *Beurteilung:* Hypermotile Form der Achalasie („Radieswurzel")

ben, das auch als „vigorous achalasia" bezeichnet wird (Abb. 73). Die hypermotile Form zeigt eine weniger ausgeprägte Dilatation des Ösophagus beim gleichzeitigen Vorliegen von Etagenspasmen. Seltener werden längerstreckige Segmentspasmen beobachtet.

Radiologische Differentialdiagnostik

Radiologisch ist die Abgrenzung gegenüber einem Kardiospasmus durch die Gabe eines Spasmolytikums möglich: Bei der Achalasie kommt es zu keiner Erweiterung des enggestellten Segments, da hier keine Spastik vorliegt.

Eine weitere wichtige Differentialdiagnose stellt das kardianahe Ösophaguskarzinom dar (Abb. 74). Bei der Achalasie ist im enggestellten Segment die Schleimhaut unauffällig (Abb. 75). Da dies auch beim Ösophaguskarzinom der Fall sein kann, sollte, insbesondere bei einer konstanten Länge des enggestellten Segments von über 2 cm, eine endoskopische Abklärung erfolgen. Hierbei ist die Engstelle der Achalasie im Gegensatz zur Karzinomstenose mühelos überwindbar. Weitere diagnostische Möglichkeiten stellen die Endosonographie sowie die CT dar. Die prästenotische Dilatation bei einem Ösophaguskarzinom wird allerdings selten solch massive Ausmaße erreichen wie bei einer Achalasie. Ähnliches gilt für andere Ösophagusstenosen (Refluxösophagitis, Ösophagus nach Laugen- oder Säureverätzungen, Z.n. Radiatio

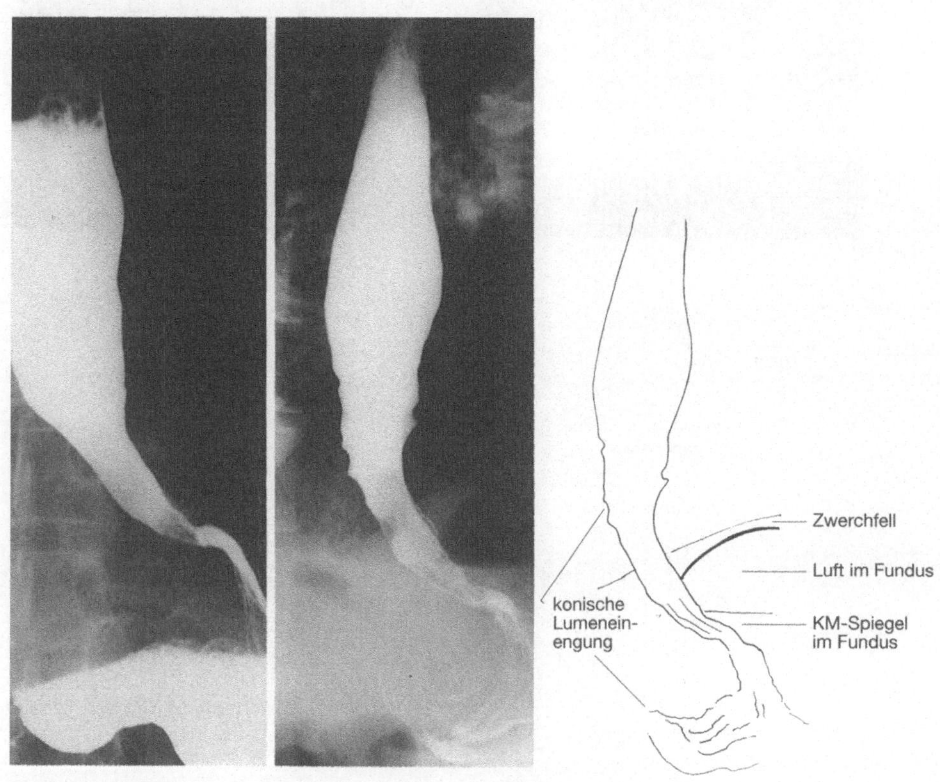

etc.). Achalasieähnliche Bilder können sich bei Sklerodermie ergeben. Hier findet sich neben der starren Aufweitung des mittleren und unteren Ösophagus ein weitgestellter, klaffender unterer Ösophagussphinkter.

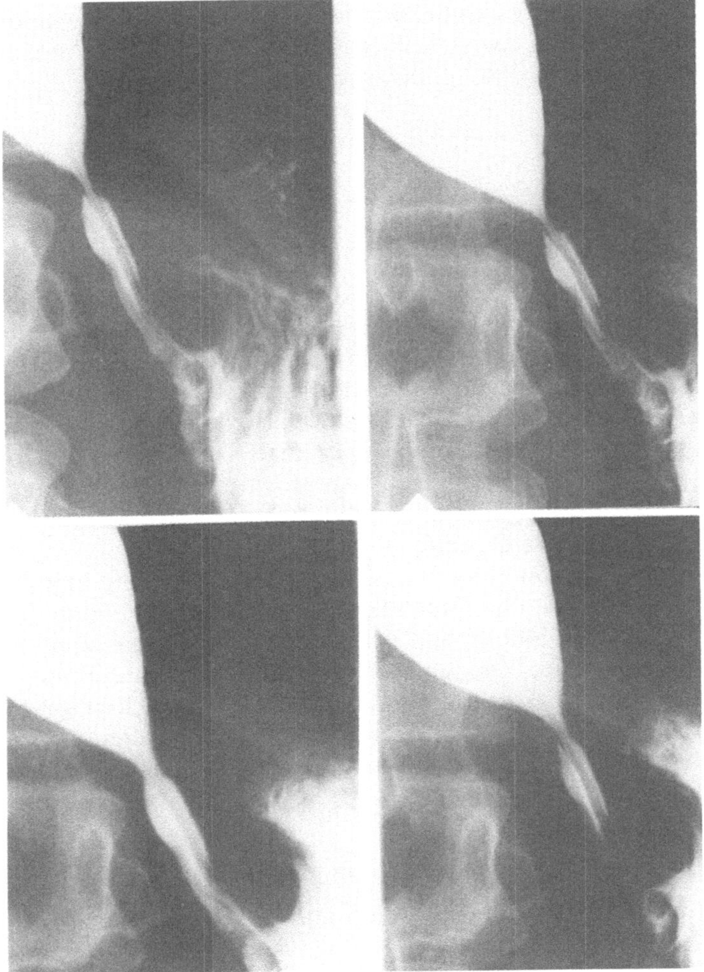

Abb. 75. 28jährige Patientin. *Befund:* Homogene Kontrastierung des weitgestellten distalen Ösophagus; konstante Engstellung des Vestibulum oesophagei. *Beurteilung:* Achalasie mit unauffälligem Schleimhautrelief im Engebereich („Mäuseschwanz", „Radieswurzel", „Sektkelch")

◄──

Abb. 74. 35jähriger (!) männlicher Patient; Kachexie, Übelkeit. *Befund:* Im mittleren Drittel aufgeweiteter Ösophagus; teils tertiäre Kontraktionen; zum distalen Drittel langsame konische Lumeneinengung über ca. 8 cm. Deutliche Wandunregelmäßigkeiten im Kardialbereich; Fundusregion keine Wölbung, sondern trichterförmige Deformierung. *Beurteilung:* Großes Kardiakarzinom, das sich 8 cm nach kranial zum Ösophagus ausdehnt und auch auf den Magenfundus übergreift (auf Probelaporotomie wurde verzichtet). Endoskopische Einlage eines Celestin-Tubus

Verätzung

> Entsteht durch akzidentelle oder suizidale Aufnahme von Säuren oder Basen. Säuren führen zu Koagulationsnekrosen, Basen zu Kolliquationsnekrosen der Zellen, mit denen sie in Berührung kommen. Das Ausmaß der Nekrosen ist durch Art, Menge, Konzentration und Dauer der Einwirkung bestimmt.

Klinik

Verätzungen mit *festen Agenzien* haben oft ein geringeres Ausmaß als die mit flüssigen Stoffen, da bei diesen der reflektorische Schluckakt zur Ingestion größerer Mengen führt, feste Agenzien hingegen häufig sofort ausgespuckt werden. *Säureverätzungen* führen zu trockenen Koagulationsnekrosen mit wenig starker Eindringtiefe bei massiver Schmerzhaftigkeit. Die Schleimhaut erscheint ulzerativ verändert mit unregelmäßiger Oberfläche (Abb. 76). *Laugenverätzungen* führen zu Kolliquationsnekrosen mit glasig-sulzigen, tiefreichenden Veränderungen der Schleimhäute. Trotzdem sind sie deutlich weniger schmerzhaft als Säureverätzungen.

Eine Exposition von 10 s einer 3,8 %igen NaOH-Lösung führt zu einer Nekrose von Mukosa und Submukosa, eine Exposition einer 22,5 %igen NaOH-Lösung aber schon nach der gleichen Expositionsdauer zu einer Nekrose der gesamten Ösophaguswand mit Penetration. Daher ist die Notwendigkeit einer Neutralisationstherapie (sicher erst nach einigen Minuten möglich) heute sehr umstritten, zumal es während der Neutralisation zu einer zusätzlichen Schädigung durch Wärme- und Gasbildung kommt.

Klinisch-pathologische Stadieneinteilung

Klinisch-pathologisch werden 4 Stadien mit z. T. fließenden Übergängen unterschieden:

1. Akutes nekrotisierendes Stadium (1–4 Tage) (Abb. 77 a). Akute Entzündung mit Schleimhautödem, oberflächlichem Zelldetritus und bakterieller Superinfektion; Perforationsgefahr. Nach primärer radiologischer Nativdiagnostik (Perforation?) ist hier die Endoskopie Mittel der Wahl zur simultanen Diagnostik und Therapie (Sondeneinlage, kontrollierte Spülung), wenngleich manche Autoren eine Endoskopie nur bis zur ersten zirkulären Verätzung empfehlen.

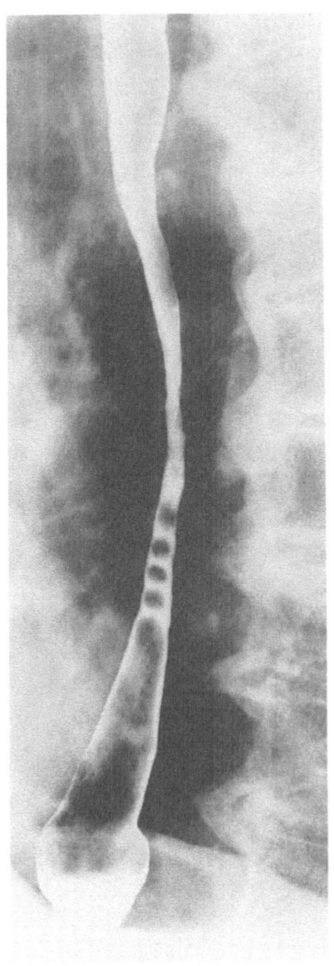

Abb. 76. 70jähriger männlicher Patient; Säureverätzung vor ca. 60 Jahren. *Befund:* Ca. 15 cm lange Stenose, die allmählich zunimmt; ausgeprägte Einengung in Höhe des linken Hauptbronchus; distal 4 übereinanderliegende KM-Aussparungen, die Luftblasen entsprechen. *Nebenbefund:* Ausgeprägte Hyperostose der BWS

2. Ulzeratives Granulationsstadium (5–7 Tage) (Abb. 77 b). Beginnende Granulation unter Abstoßung nekrotischen Gewebes, Entwicklung von Ulzerationen; bis zur bindegewebigen Abheilung am 10.–12. Tag besteht besondere Perforationsgefahr. In diesem Stadium sollte nicht endoskopiert werden, ein Kontrastmittelschluck ist allerdings möglich.

3. Latenzphase (Abb. 77 c). Weitere fibrinöse Umwandlung kollagener Fasern.

4. Narben-Stenosierungs-Stadium (Abb. 77 d, e). Vom Beginn der 3. Woche an kommt es zu narbigen Kontraktionen mit Lumenverschmälerung und Behinderung der peristaltischen Entleerung; in 13% aller Fälle ist mit schweren Strikturen zu rechnen; 80% aller Strikturen treten innerhalb der ersten 2 Monate auf.

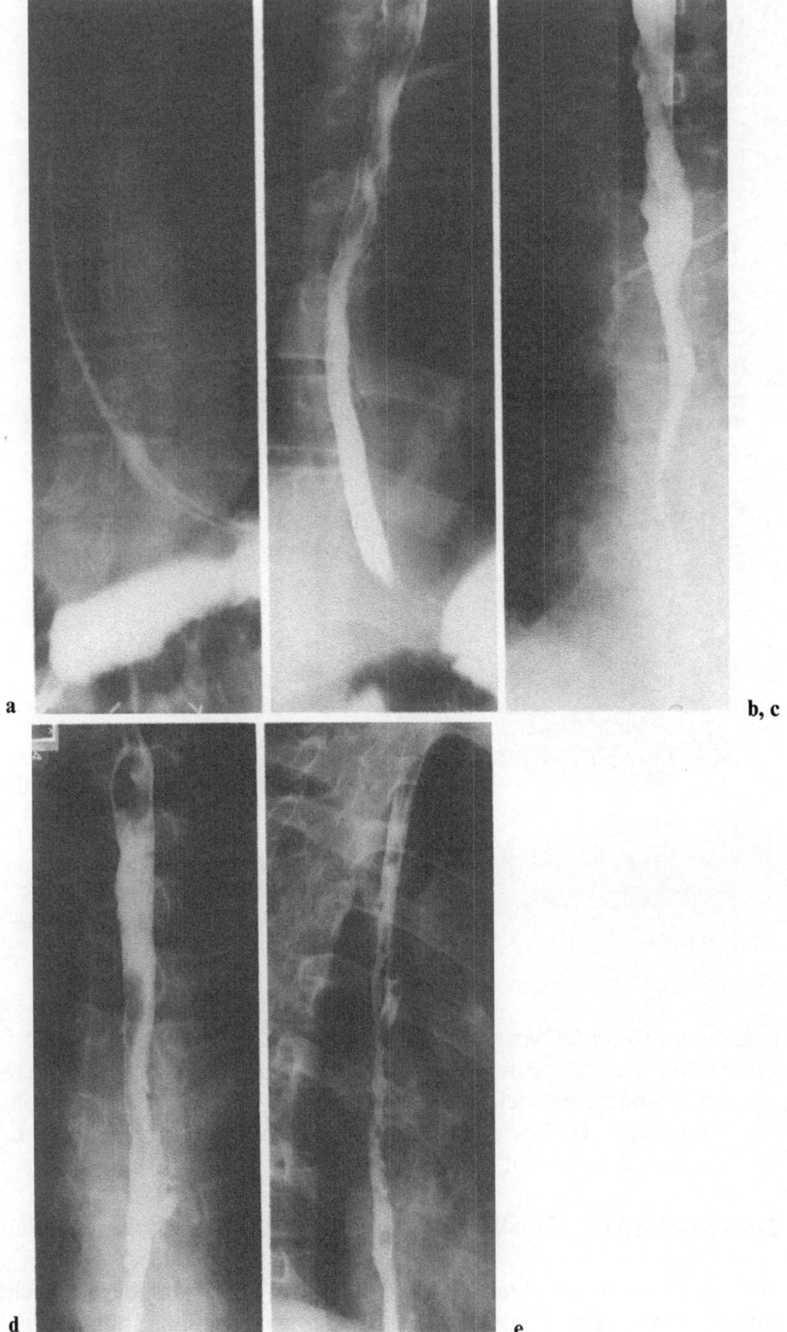
a
b, c
d
e

Radiologische Diagnostik

Radiologische Zeichen sind:

- Lokalisation besonders an den 3 Engen
- Diffus unscharfes Wandrelief
- Kontrastmitteldepots
- Dilatation und Atonie des gesamten Ösophagus
- Schleimhautödem, keine Falten

Kontrollen sollten in einem Abstand von 8–14 Tagen erfolgen. Zum Nachweis einer Perforation empfiehlt sich die Verwendung eines wasserlöslichen Kontrastmittels. Nach der 3. Woche sind Narbenstenosen bzw. Verätzungsstrikturen vorhanden, die in der Regel im mittleren und distalen Ösophagus vorkommen. Bis 13 mm Durchmesser besteht eine Dysphagie bei festen Speisen, während bis 4 mm Durchmesser noch Flüssigkeiten beschwerdefrei eingenommen werden können. In der Regel bestehen längere tubuläre Strikturen (Abb. 78), es sind aber auch kürzere – auch multiple – ringförmige Stenosen möglich. Heute wird in der Regel eine Frühbougierung durchgeführt, nach jeder Bougierung ist eine erneute Röntgenuntersuchung obligat (Dichtigkeit? Schleimhauteinrisse?).

Abb. 77a–e. 42jähriger Bauarbeiter, akzidentelle Laugenkongestion. **a** Tag 1 nach Laugenverätzung. *Befund:* Ösophagogramm mit Gastrografin; regelrechte Weite, kein KM-Austritt nachweisbar. *Beurteilung:* Notfallaufnahme nach Laugenverätzung mit Gastrografin, organische Veränderungen nicht nachweisbar. **b** Tag 7 nach Laugenverätzung. *Befund:* Im Barium-Ösophagogramm unregelmäßige Schleimhaut mit Faltenverdickung; im oberen Drittel noch relativ weit, geringe Aufweitung im mittleren Drittel. **c** Tag 13 nach Laugenverätzung. *Befund:* Im Barium-Ösophagogramm zunehmende Engstellung im mittleren Drittel; Rückgang der Faltenverdickung (flacheres Relief). **d** Tag 14 nach Laugenverätzung, Z.n. Bougierung. *Befund:* Fleckiger KM-Austritt in Höhe linker Hauptbronchus. *Beurteilung:* Perforation nach Bougierung. **e** Tag 40 nach Laugenverätzung. *Befund:* Langstreckige Ösophagusstenose (maximale Weite 1 cm); im Bereich der alten Perforation (Höhe Trachealbifurkation) hat sich die Wand geglättet; Ösophagus erscheint durch Schleimhautfalte oder Narbe unterteilt; lediglich Passage flüssiger Nahrung möglich

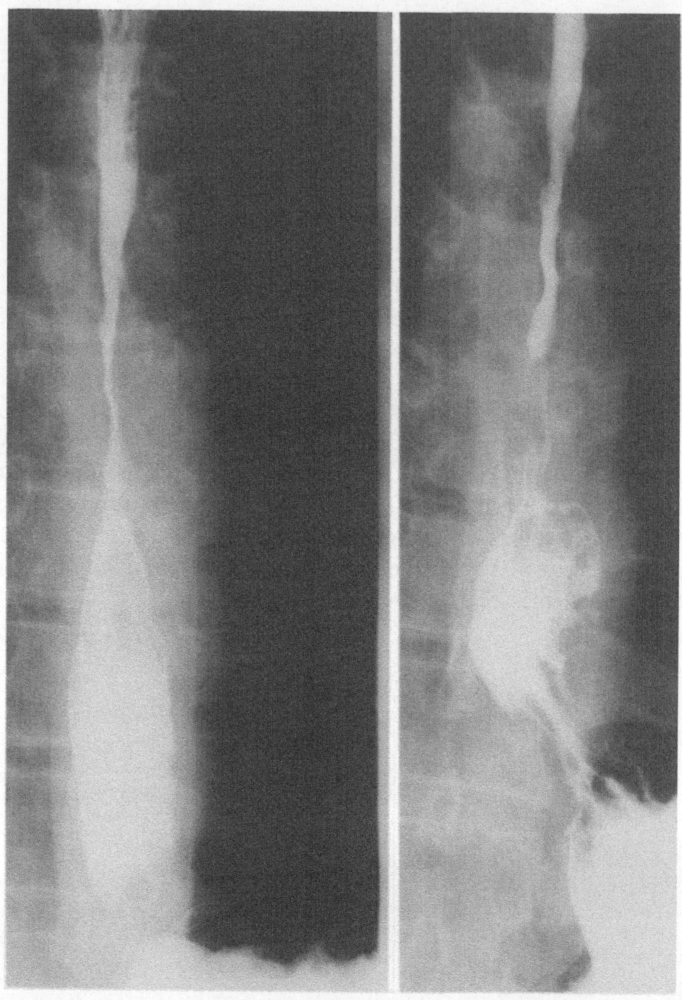

Abb. 78. 40jähriger männlicher Patient, 4 Tage nach Suizidversuch mit Säure. *Befund:* Hochgradige langstreckige Verengung im mittleren Ösophagus. *Beurteilung:* Ösophaguseinengung durch ausgeprägte Schwellung bedingt; unregelmäßiges Relief entspricht Kolliquationsnekrosen

Postoperativer Ösophagus

Häufigste Indikationen zu operativen Eingriffen am Ösophagus sind Neoplasmen und die Refluxkrankheit, seltener Verätzungen und Mißbildungen. In der Regel handelt es sich um Resektionen mit direkter Anastomosierung oder Interposition von Hohlorganen (Magen, Kolon, Jejunum), seltener Haut. Alternativ können Engen dilatiert oder durch die Implantation von Tuben überbrückt werden. Bei Reflux haben sich Rekonstruktionen des gastroösophagealen Übergangs (Fundoplikatio) bewährt. Probleme bieten neben dem anatomisch bedingten Fehlen der Serosa und dem schwierigen operativen Zugang insbesondere die mangelnde Keimfreiheit des OP-Gebies, die fehlende Spannungsfreiheit der Nähte sowie eine oft mangelhafte Blutversorgung der Interponate.

Rolle der Radiologie:

1. Resektion
   - Dichtigkeit?
   - Durchgängigkeit?
   - Rezidiv?

2. Tubuseinlage
   - Lage?
   - Perforation?

3. Refluxoperation
   - Passagestop?
   - Reflux?

Eine routinemäßige Indikation zur Röntgenuntersuchung ist die Frage der *Dichtigkeit* der Anastomosennähte vor Umstellen auf enterale Ernährung. Auch wenn klinisch kein Verdacht auf Anastomoseninsuffizienz besteht (Fieber, Pus aus Drainage) sollte die Untersuchung mit Gastrografin durchgeführt werden. Zeigt sich hierbei kein Extravasat, ist zur genauen Beurteilung der Anastomosenverhältnisse eine Wiederholung mit bariumhaltigen Kontrastmitteln zu empfehlen. Wird der Patient schon enteral ernährt, kann die Untersuchung primär mit Bariumsulfatpräparaten durchgeführt werden.

Im Rahmen dieser Untersuchung wird gleichfalls die *Durchgängigkeit* geprüft. Hierbei muß beachtet werden, daß Wundödeme bis zu 14 Tagen post operationem, seltener bis 4 Wochen, die Passage des Kontrastmittels behindern können.

Sowohl endoskopisch wie radiologisch ist die Erkennung von *Rezidiven* schwierig, da diese meist in lokalen Lymphknoten oder mediastinal entstehen und nur zu einer Verlagerung des Interponats führen. Rezidive im Anastomosenbereich sind schwer von Narbenwulsten abzugrenzen, zumal bei submukösem Wachstum meist eine intakte Schleimhaut vorliegt. Hier kann die Verlaufskontrolle mit zahlreichen Bildern entscheidend sein.

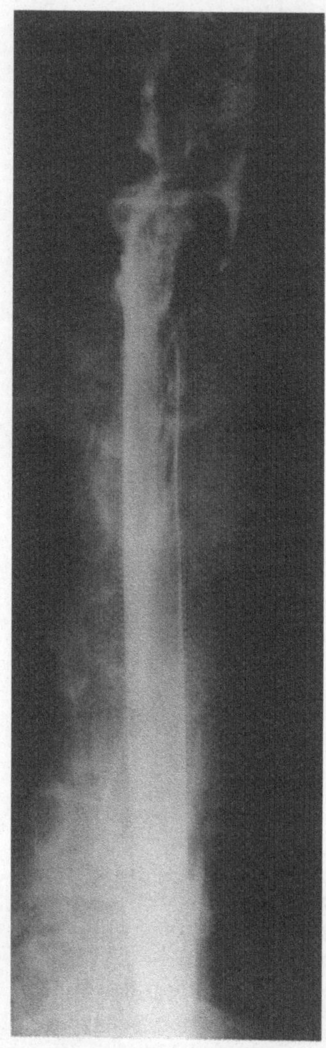

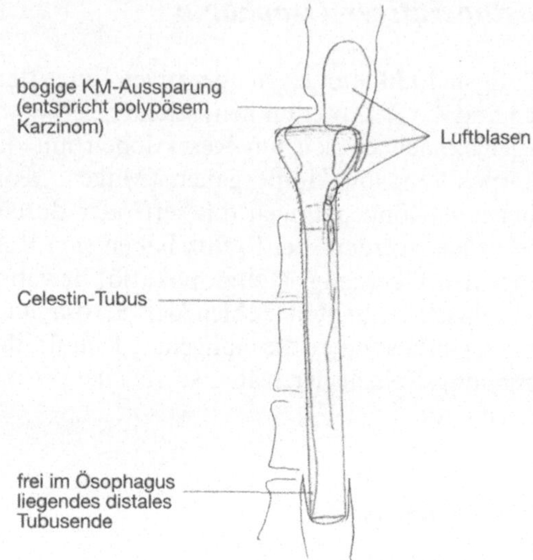

Abb. 79. Ösophaguskarzinom im oberen Ösophagusdrittel mit polypösen KM-Aussparungen über mehr als 8 cm Länge; nach Einlage eines Celestin-Tubus Kontrolle mit Gastrografin. Oberhalb des Tubustrichters bogige KM-Aussparung, die oberem Tumorende entspricht. *Beurteilung:* Zu tiefe Lage des Tubus

Inoperable Tumoren können mit Tuben überbrückt werden. Nach Tubuseinlage muß eine radiologische Kontrolle erfolgen, die zum einen die korrekte Lage, zum anderen das Auftreten eventueller Komplikationen erfassen sollte (Abb. 79). Komplikationen zeigen sich oft schon auf der Lungenübersichtsaufnahme als Pneumomediastinum (indirektes Zeichen der Perforation) (Abb. 80 –82). Kontrastmitteluntersuchungen sollen im Liegen durchgeführt werden, da die Passage infolge des offenen Tubus sehr rasch erfolgt. Im weiteren Verlauf auftretende Schluckbeschwerden können zum einen durch eine Dislokation des Tubus bedingt sein, zum anderen durch Tumorprogression. Ähnliche Beschwerden können beim Aufsitzen des Tubus auf die gegenüberliegende Magenwand mit konsekutivem Verschluß vorliegen.

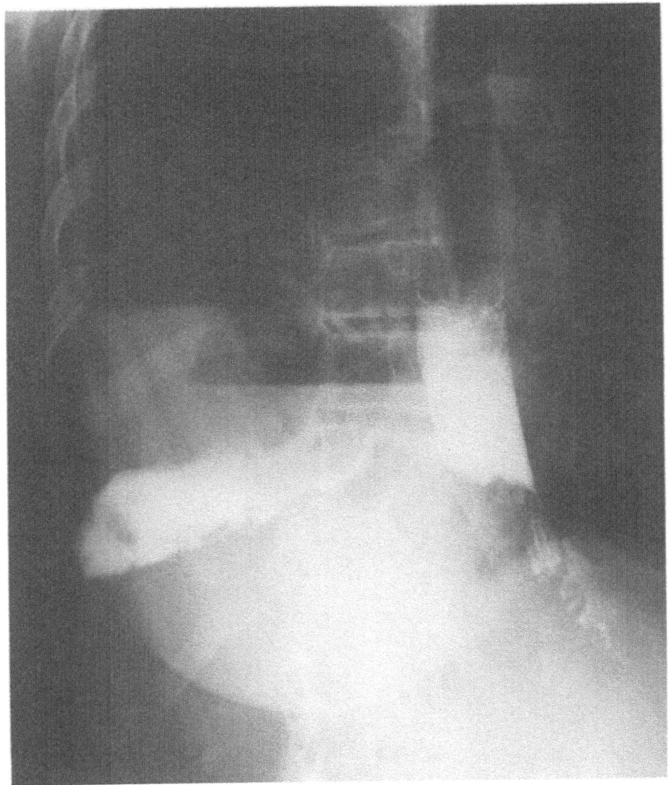

Abb. 80. 63jährige Patientin. Z. n. Ösophago-Jejunostomie; 10. postoperativer Tag, anhaltend Fieber und Leukozytose. *Befund:* Seropneumothorax rechts bei liegender Drainage mit doppelter Spiegelbildung (Verwachsung); weitgestellter Ösophagus mit KM-Spiegel im unteren Drittel; diskreter KM-Übertritt ins Jejunum; rechts im Anastomosenbereich breite KM-Straße mit großflächigem (ca. 4 × 10 cm) KM-Depot; unter DL Vermischung von KM und pleuraler Flüssigkeit erkennbar. *Beurteilung:* Breite Fistel zur Pleura bei Anastomoseninsuffizienz

Der Erfolg einer Antirefluxoperation ist am einfachsten und sehr sicher radiologisch zu beurteilen (Abb. 83). Die Beurteilung eines fraglich persistierenden Reflux wird bei gut mit Kontrastmittel gefülltem Magen (Fundus) im Liegen durchgeführt. Besonders bewährt hat sich die Linksseitenlage mit Bauchpresse. Ursache für persistierenden Reflux sind eine primär zu weite Plikatur bzw. sekundär aufgegangene Nähte. Häufiger werden postoperativ jedoch zu enge Plikaturen beobachtet, die radiologisch eine Stase des Kontrastmittels mit Spiegelbildung und allmählichem Abfluß beobachten lassen. Hierfür sollte die Untersuchung im Stehen durchgeführt werden. Selbst bei normal scheinender Passagezeit sollte man zusätzlich – um den physiologischen Schluckakt nachzuahmen – eine Untersuchung mit kontrastmittelgetränktem Brot durchführen.

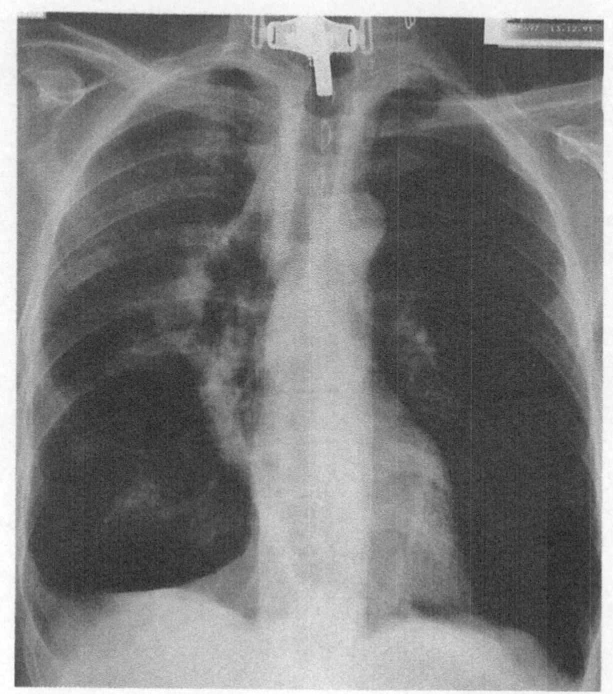

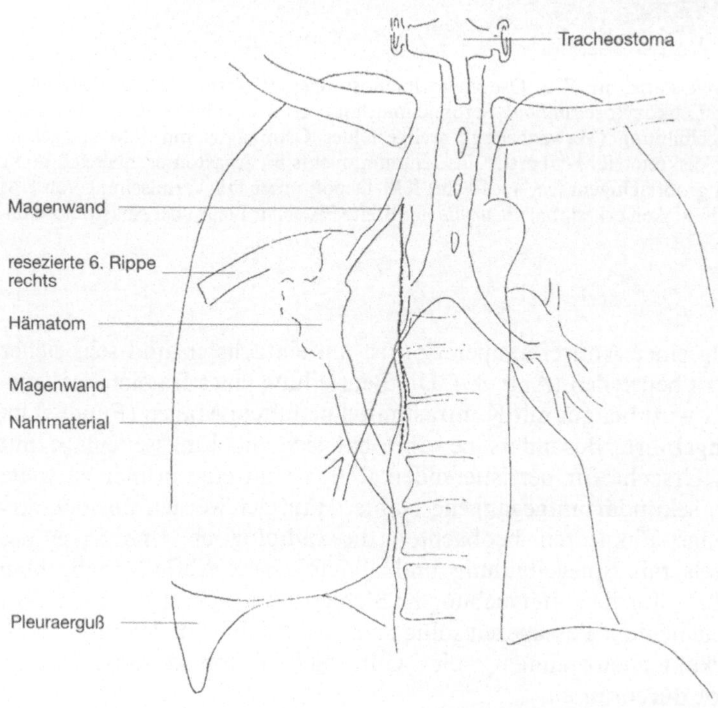
Tracheostoma
Magenwand
resezierte 6. Rippe rechts
Hämatom
Magenwand
Nahtmaterial
Pleuraerguß

Die anatomischen Verhältnisse nach Antirefluxoperationen sind radiologisch hingegen ohne Kenntnis der Operationstechnik oft nur schwer beurteilbar. Unter anderem wird durch eine Fundoplikation eine meist langstreckige (größer 3 cm) Stenose vorgetäuscht, insbesondere wenn die um den Ösophagus herumgezogenen Fundustaschen nicht kontrastiert sind. Ferner bilden sich bei teilkontrastierten Taschen Kontrastmitteldepots, die Ulzerationen vortäuschen können.

Zur sicheren Beurteilung der postoperativen anatomischen Verhältnisse am ösophagogastralen Übergang führen wir daher regelmäßig eine MDP in Doppelkontrasttechnik durch. Hierbei lassen sich auch die Fundustaschen meist im Doppelkontrast darstellen.

Als zusätzliche Komplikationen können Hernien (meist fixiert) oder ein Abrutschen der zu weiten Manschette nach kaudal beobachtet werden (Abb. 84). Beide Mechanismen führen zu Unterteilung des Magens mit Aufstau von Kontrastmittel bzw. Speisebrei und zum erneuten Reflux.

Intraoperative Verletzungen des Vagus können zur Magenatonie führen (s. dazu Teil 2).

Abb. 81. Zustand nach Ösophagusresektion mit rechtsseitigem mediastinalem Magenhochzug (transthorakaler Zugang: Resektion der 6. Rippe rechts lateral). Ca. 2 cm dicke streifige Verdichtung rechts paramediastinal entspricht der Magenwand; nach kranial schlechtere Abgrenzbarkeit (hier Hämatom, Trachealkanüle), Nahtmaterial paravertebral rechts

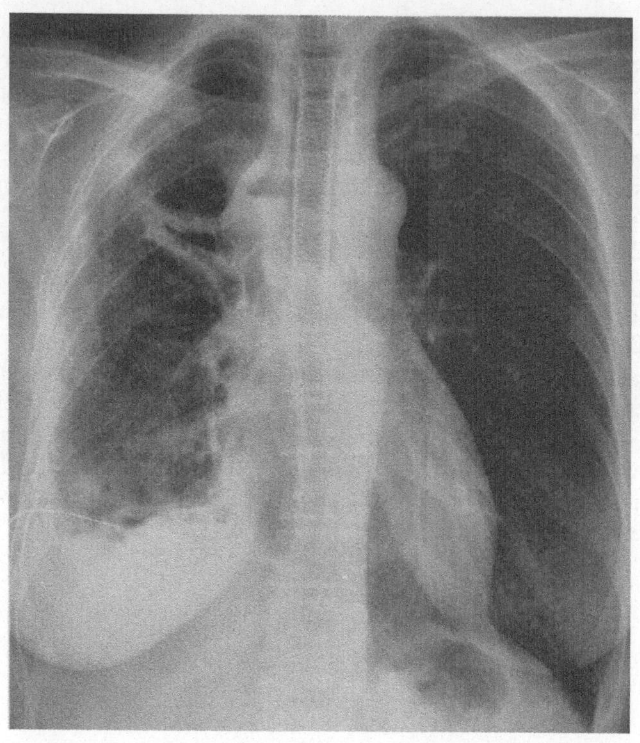

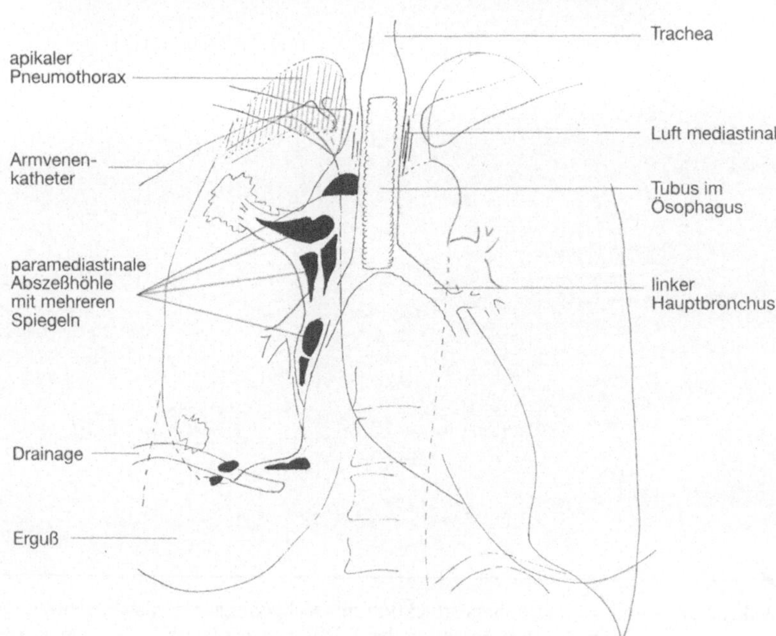
apikaler
Pneumothorax

Armvenen-
katheter

paramediastinale
Abszeßhöhle
mit mehreren
Spiegeln

Drainage

Erguß

Trachea

Luft mediastinal

Tubus im
Ösophagus

linker
Hauptbronchus

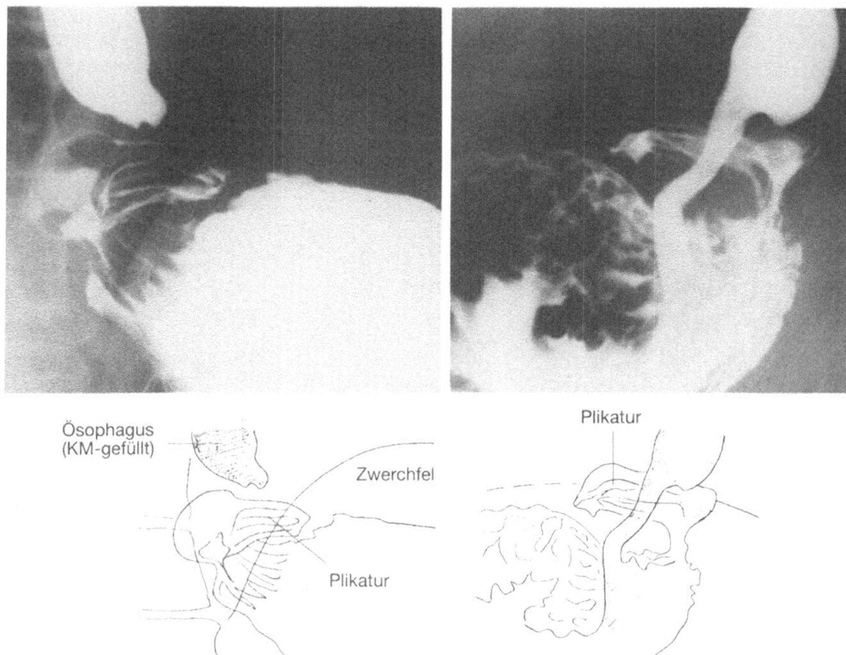

Abb. 83. Übertritt des KM in den Magenfundus; Übergang als langstreckige Enge dargestellt; unter DL kein Reflux. *Befund:* Kontrastierter distaler Ösophagus im Monokontrast.
Die Tasche ist im Doppelkontrast dargestellt und schnürt den unteren Ösophagus zu. *Beurteilung:* Suffizienter Ösophagussphinkter nach Hemifundoplikatio

Abb. 82. 54jährige Patientin. Zustand nach Tubuseinlage bei inoperablem Ösophaguskarzinom. *Befund:* Tubus in Projektion auf oberes Ösophagusdrittel. Apikaler Pneumothorax
rechts, Erguß mit liegender Drainage rechts. Abszeßhöhle mit Spiegel direkt paramediastinal
rechts, der sich laterokaudal in die Pleurahöhle ausbreitet. Armvenenkatheter von rechts mit
Spitze im rechten Ventrikel. *Beurteilung:* Zustand nach Tubuseinlage mit Perforation und
nachfolgender Abszedierung sowie Fistel zur rechten Pleura. Bei liegender Buelau-Drainage
noch keine komplette Entfaltung der Lunge bei Verwachsungen

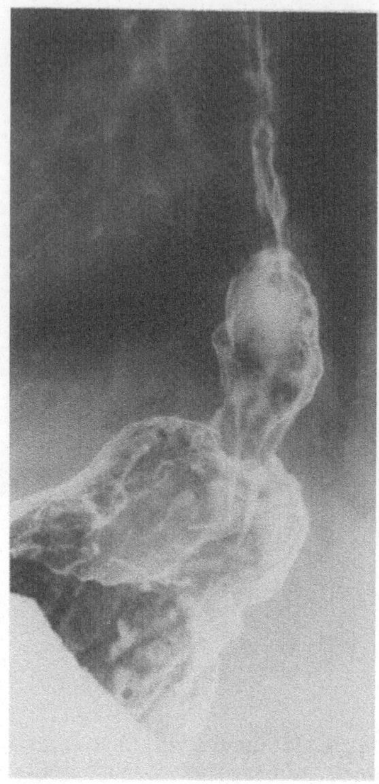

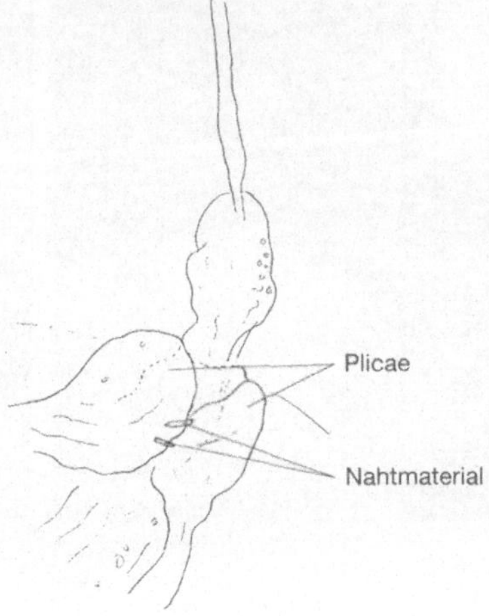

Abb. 84. Zustand nach Fundoplikatio mit kleiner axialer Hernie. (Diese Aufnahmen verdanken wir der radiologischen Gemeinschaftspraxis Dres. Blasel, Ross, Fuchs, Offenbach/Main)

Literatur

Braus H (1956) Anatomie des Menschen. Bd II: Eingeweide. Springer, Berlin Göttingen Heidelberg

Brombart MM (1980) Radiologie des Verdauungstraktes. Thieme, Stuttgart

Burgener A, Kormano N (1988) Röntgenologische Differentialdiagnostik. Thieme, Stuttgart

Castell O (1992) the esophagus. Little and Brown, Boston

Demling (1984) Klinische Gastroenterologie. Bd I. Thieme, Stuttgart

Donner MW, Jones W (1990) Pharynx und Ösophagus. In: Fuchs HF, Donner MW (Hrsg) Gastrointestinaltrakt (Klinische Radiologie). Springer, Berlin Heidelberg New York London Paris Tokyo Hong Kong

Düx A (1977) Ösophaguserkrankungen. In: Teschendorf W et al. (Hrsg) Röntgenologische Differentialdiagnostik, Teil 2. Thieme, Stuttgart, S 746–872

Düx A (1982) Zwerchfellhernien und -Prolapse. Radiologe 22:7–21

Eisenberg RL (1983) Gastrointestinal radiology. Lippincott, Philadelphia

Emmet T, Cunningham JR, Donner MW, Jones B, Point SM (1991) Anatomical and physiological overview. In: Jones B, Donner MW (Eds) Normal and abnormal swallowing. Springer, New York Berlin Heidelberg London Paris Tokyo Hong Kong Barcelona

Felix R, Lochner B (1982) Die Röntgendiagnostik des Ösophaguskarzinoms. Radiologe 22/10:446–456

Felson B, Reeder M (1987) Gamuts in radiology, 2. Aufl. Audiovisual Radiology, Cincinatti

Frommhold W, Dihlmann W, Stender H-S, Thum P (Hrsg) (1990) Gastrointestinaltrakt 1. In: Schinz HR (Hrsg) Radiologische Diagnostik in Klinik und Praxis, 7. Aufl. Bd III/1. Thieme, Stuttgart

Gedgaudas-Mc Clees RK (1987) Handbook of gastrointestinal imaging. Churchill Livingstone, New York

Gelfand DW (1984) Gastrointestinal radiology. Churchill Livingstone, New York

Gerber P, Wicki O (1990) Stadien und Einteilungen in der Medizin. Thieme, Stuttgart

Goldenberg SP et al. (1991) Classic and vigourous achalasia. A comparison of monometric, radiographic and clinical findings. Gastroenterology 101:743–748

Grosser G et al. (1982) Staging des Ösophaguskarzinoms mit konventioneller Radiographie, Azygophlebographie und CT. Radiologe 22/10:457–460

Hafferl A (1969) Lehrbuch der topographischen Anatomie, 3. Aufl. Springer, Berlin Heidelberg New York

Hannig C, Wuttge-Hannig A (1987) Röntgendiagnostik von Motilitätsstörungen des Pharynx und Ösophagus. Leber – Magen – Darm 1:7–12

Heitzmann ER (1988) The mediastinum. Springer, Berlin Heidelberg New York Tokyo

Hupscher DN (1988) Radiology of the esophagus. Thieme New York

Ketterer H (1987) Speiseröhre – Magen. 28. Bad Mergentheimer Stoffwechsel- und Leber-Tagung. Schattauer, Stuttgart

Knoll MR, Müller MK, Singer MV (1992) Diagnostik der Ösophagusverätzungen. Dtsch Med Wochenschr 117:141–144

L'Age-Stehr JL, Helm E-B (Hrsg) (1992) AIDS und die Vorstadien. Springer, Berlin Heidelberg New York Tokyo

Levine MS (1989) Radiology of the esophagus. Saunders, Philadelphia

Meschan I (1988) Diagnostik mit bildgebenden Verfahren. Bd I/2, Abdomen Teil II. Enke, Stuttgart

Müller-Lissner S (1987) Motilitätsstörungen der Speiseröhre. Leber – Magen – Darm 1: 19–26

Ott DJ et al. (1983) Gastrointestinal contrast agents indications, uses and risks. JAMA 249/17:2380–2384

Rau WS et al. (1982) Zur Differentialdiagnose benigner Ösophaguserkrankungen. Radiologe 22/10:431–445

Remmele W (Hrsg) (1984) Pathologie Bd. 2: Verdauungsorgane. Springer, Berlin Heidelberg New York Tokyo

Savary M, Miller G (1977) Der Ösophagus, Lehrbuch und endoskopischer Atlas. Gassmann, Solothurn

Spechler SJ, Goyal RK (1985) Barrett' esophagus. Pathophysiology, diagnosis and management. Elsevier, New York

Taveras JM, Ferrucci JT (1989) Radiology vol 4. Lippincott, Philadelphia

Teschendorf W, Anacker H, Thurn P (1977) Röntgenologische Differentialdiagnostik, 5. Aufl. Bd 1: Thoraxorgane. Thieme, Stuttgart

Treichel J (1982) Doppelkontrastuntersuchung des Magens. Thieme, Stuttgart

Wenz S (1969) Ösophagus. In: Diethelm L, Olsson O, Strnad F, Vieten H, Zuppinger A (Hrsg) Handbuch der Medizinischen Radiologie. S 1–174 (Röntgendiagnostik des Digestionstraktes und des Abdomens. Teil 1) Springer, Berlin Heidelberg New York

Wienbeck M, Berges W (1984) Funktionelle Erkrankungen der Speiseröhre: Achalasie, Spasmus, sekundäre Störungen. In: Demling L (Hrsg) Klinische Gastroenterologie, Bd. I. Thieme, Stuttgart

Yu Men Chen et al. (1989) Diffuse esophageal spasm: radiographic and manometric correlation. Radiology 170:807–810

Sachverzeichnis